ヘルスプロフェッショナルのためのテクニカルサポートシリーズ 3

在宅療養のQOLと サポートシステム

徳永　恵子 編著

コロナ社

ヘルスプロフェッショナルのためのテクニカルサポートシリーズ
編集委員会

委 員 長	星宮　望	（東北大学名誉教授・東北学院大学学長）
委　　員 （五十音順）	髙橋　誠	（北海道大学大学院助教授）
	德永　恵子	（宮城大学副学長・大学院教授）

（所属は初版第1刷発行当時）

編者・執筆者一覧

編　者
德永　恵子（宮　城　大　学）

執　筆　者（五十音順）

執筆担当

執筆者	執筆担当
遠藤　貴子（東　京　大　学）	2.5.2項，3.1節
織井優貴子（首 都 大 学 東 京）	1.1.2項，1.1.3項，2.5.1項，3.7節
鹿目　一礼（セコメディック病院）	3.2節
西條　芳郎（(株)空間環境研究所）	5.4節
志田　正男（東 北 工 業 大 学）	5.1節，5.3.1項
千田みゆき（埼 玉 医 科 大 学）	1.1.1項，1.2～1.4節，4.1節，4.2節
德永　恵子（宮　城　大　学）	3.4節，3.5節
増田　豊文（東北文化学園大学）	5.5節
山田　雅子（厚 生 労 働 省）	3.3節，3.6節，4.3節，4.4節
山本　和恵（東北文化学園大学）	5.2節，5.3.2項
結城美智子（福島県立医科大学）	2.1～2.4節

（所属は初版第1刷発行当時）

刊行のことば

　2000年4月の介護保険法の施行に伴い，看護・福祉介護に携わる人間や施設，またシステムや住環境が著しく変化しつつある．ME機器や住環境設備などの構造や機能は，科学技術の進歩とともにより高性能になり，現場において，ときには従来の人間が行ってきた以上の役割を果たすシステムとして活用されつつある．こうした中で，ヘルスプロフェッショナルとしては，これらの高機能なシステムの動作の原理，構造，機能などを正しく認識し，患者ケアに適切に役立てることが求められている．

　しかしながら，これまでの看護系学校のカリキュラムにおいては，医学・看護学分野と理学・工学分野との境界にまたがる分野の適切な教科書がなく，その教育を充実したものにすることが容易でなかったのが現状である．

　この期待に応えるために，これら境界分野に関連するカリキュラムのうちの理工学分野を抜粋した教科書シリーズを企画した．本シリーズの特徴でもあり，既存の教科書にはなかった表計算ソフトを付録添付したナチュラルサイエンス，さらに工学分野では，医用機器や人体構造力学，住宅療養環境の整備についても盛り込んでいる．将来，看護・福祉介護に携わろうとする人々が，現場において必要となるテクニカルサポートの基礎知識を学習する上で役立てることを主眼に企画されたものであり，広く活用していただけることを願っている．

　最後に執筆を快く引き受けていただいた各執筆者の方々とシリーズの企画段階よりご協力いただいた徳永恵子委員と髙橋誠委員の両先生に心から感謝申し上げます．

2005年12月

編集委員長　星　宮　　望

まえがき

　これまでに世界のどの国も体験していない高齢社会に日本は突入した。医療サービスにおいても，医療施設のみならず在宅で療養する対象者が確実に増加してきている。近年介護保険など医療サービス体制が整備されてきたこともあり，「その人らしい生活の支援」に焦点を当てた在宅での療養支援が可能になってきているが，とりわけ在宅療養者のQOLを向上させるための看護に対するニーズは高く，健康問題に直接かかわる専門家として看護職に期待される役割は近年ますます大きくなってきている。

　このような社会的な背景を踏まえ，本書は，看護基礎教育として在宅ケアを学ぶ学生のテキストとして活用されることを念頭におきながら，在宅ケアに直接かかわる看護職にも役立てることができるように本書を企画編集した。特に在宅療養者の多くを占める高齢者の療養上に特徴的な健康問題とその支援に焦点を当てたケアについて理解しやすい内容を心がけた。また在宅療養者の自立支援を積極的に支援する環境整備の重要性を意識して編集し，在宅療養者が抱える健康問題に対しては，看護職による積極的なセルフケアの指導とともに，療養者を取り巻く家族など介護に日常かかわる人々への支援も視野に入れた，トータルな在宅看護が展開できるような構成にしたことも本書の特徴である。

　1章では，在宅ケアにかかわる社会資源とそのシステム，2章では在宅療養者に必要な日常生活援助の基本となるケアを基盤にまとめたが，特に介護者サポートとして，新しい概念を応用した，体位変換・移動技術を最新知識として加えた。3章，4章では，QOL向上に直接影響する特殊な技術を必要とする医療依存度の高い在宅療養者の健康問題にかかわる専門的な支援として，特に専門的な知識と技術を必要とする看護についての実践的な知識と技術について盛り込んだ。さらに，在宅療養者の自立援助の工夫にきわめて重要な療養環境整備として，住環境の整備を最終章に加えて編集した。また本書の執筆者は，在宅ケアの豊富な知識と技術を備える第一人者によって最新の情報を取り入れて執筆されていることも特徴といえる。

　今後ますます治療環境は医療施設から在宅へと拡大していくことが予測される。そのような変化の中で，在宅ケアの基本から高度な看護技術，療養環境整備までを網羅した本書が，将来在宅ケアに直接かかわることを希望している看護学生に考える看護の提供や，すでに在宅ケアを実践している看護職には，在宅療養者のQOL向上のための知識と技術の提供に活用していただければ幸いである。

2006年3月

徳　永　恵　子

目　　　次

1. 在宅ケアにかかわる社会資源とそのシステム

1.1　病院から在宅へ：連携システム ……………………………………… 1
　1.1.1　中間施設入所・デイサービス ……………………………… 1
　1.1.2　食のサポート ………………………………………………… 4
　1.1.3　トランスポートサービス …………………………………… 7
1.2　高齢者ケアマネジメント ………………………………………………… 12
1.3　障害者ケアマネジメント ………………………………………………… 18
1.4　情報通信機器を用いた在宅ケア管理 …………………………………… 24

2. 在宅における看護援助の基本

2.1　感　染　予　防 ……………………………………………………… 27
　2.1.1　感染の定義と感染の成立要因 ……………………………… 27
　2.1.2　感染のリスク要因 …………………………………………… 27
　2.1.3　感染症対策の原則 …………………………………………… 28
　2.1.4　在宅療養にかかりやすい主な感染症 ……………………… 28
2.2　転　倒　予　防 ……………………………………………………… 32
　2.2.1　転倒の定義 …………………………………………………… 32
　2.2.2　転倒は重大な健康阻害要因 ………………………………… 32
　2.2.3　転倒の危険要因 ……………………………………………… 33
　2.2.4　転倒を予防する対策 ………………………………………… 34
2.3　廃用性症候群予防のための援助：寝たきりにしない支援 ………… 35
　2.3.1　廃用性症候群 ………………………………………………… 35
　2.3.2　寝たきり(度) ………………………………………………… 36
　2.3.3　寝たきりにしない支援 ……………………………………… 37
2.4　閉じこもりにしない支援 ………………………………………………… 38
　2.4.1　閉じこもりとは ……………………………………………… 38
　2.4.2　閉じこもりを判断するチェック項目 ……………………… 39
　2.4.3　閉じこもりが高齢者にとって問題となる理由 …………… 40

2.4.4 閉じこもり状態の改善，閉じこもり予防のための支援 ………………… 40
2.5 介護者サポート ……………………………………………………………… 41
　2.5.1 レスパイトサービス ………………………………………………… 41
　2.5.2 キネステティクの概念を応用した体位変換・移動技術 …………… 45

3. 医療依存度の高い患者の看護

3.1 在宅酸素療法 ………………………………………………………………… 55
3.2 CAPD（連続携行式腹膜透析）療法 ………………………………………… 64
　3.2.1 CAPDとは？ …………………………………………………………… 64
　3.2.2 CAPDの基本原理 ……………………………………………………… 64
　3.2.3 CAPDの特徴 …………………………………………………………… 65
　3.2.4 CAPDにおける問題点 ………………………………………………… 65
3.3 コンチネンスケア …………………………………………………………… 67
3.4 ストーマケア ………………………………………………………………… 71
　3.4.1 ストーマケア装具（皮膚保護材・パウチ） ………………………… 72
　3.4.2 オストメイトの日常生活を妨げるストーマケアの問題 …………… 73
　3.4.3 ストーマ専門外来について …………………………………………… 75
　3.4.4 オストメイトを支える会 ……………………………………………… 76
　3.4.5 ま と め ………………………………………………………………… 76
3.5 褥 創 ケ ア …………………………………………………………………… 76
　3.5.1 どうしたら予防することができるのか ……………………………… 76
　3.5.2 家族など介護者に対する教育 ………………………………………… 79
　3.5.3 その他配慮すべき処置 ………………………………………………… 82
　3.5.4 お わ り に ……………………………………………………………… 82
3.6 在宅中心静脈栄養 …………………………………………………………… 82
3.7 吸引・気管切開口のケア …………………………………………………… 86
　3.7.1 吸引の目的 ……………………………………………………………… 86
　3.7.2 吸引を行ううえでのアセスメント …………………………………… 86
　3.7.3 在宅ケアでの吸引 ……………………………………………………… 87
　3.7.4 看護の実際 ……………………………………………………………… 87
　3.7.5 気管切開口のケア ……………………………………………………… 90
　3.7.6 看護の実際 ……………………………………………………………… 91

4. ケアコーディネーション

- 4.1 痴呆患者ケア ……………………………………………………… 94
- 4.2 難病患者ケア ……………………………………………………… 98
- 4.3 ターミナルケア …………………………………………………… 102
- 4.4 在宅疼痛管理 ……………………………………………………… 107

5. 住環境の整備

- 5.1 在宅ケアにおける住環境整備の意義 ………………………… 111
- 5.2 介護の住環境整備 ………………………………………………… 115
- 5.3 バリアフリー住宅 ………………………………………………… 120
  - 5.3.1 誰もが心地よく暮らせる住宅 ……………………………… 120
  - 5.3.2 高齢者のための安全住宅 …………………………………… 125
- 5.4 住宅改修のための工夫 …………………………………………… 129
  - 5.4.1 自立のための工夫 …………………………………………… 129
  - 5.4.2 バリアフリー改修の事例 …………………………………… 134
- 5.5 住宅改修のためのチェックポイント ………………………… 139

引用・参考文献 …………………………………………………………… 147
索　　引 …………………………………………………………………… 152

1　在宅ケアにかかわる社会資源とそのシステム

1.1　病院から在宅へ：連携システム

1.1.1　中間施設入所・デイサービス

〔1〕　病院から在宅への移行時の連携

　人は，その一生の中で，少なからず健康に危機を感じる経験をする。傷病を得て治療のために医療施設に入院し，やがて回復して家庭に帰る。完全に健康を取り戻して退院することもあろうが，多くの場合は退院と同時に完治したわけではなく，数日間あるいは数箇月，ときには数年の間通院し，医療を継続しつつ次第に回復に向かうことになるだろう。したがって，退院と同時に医療・看護が終了するわけではない。また，退院してから福祉が始まるのでは準備が不十分になる。健康の状態はつねに変化するプロセスであるから，その変化に応じて必要なときに必要な保健，医療，福祉のサービスが一体的に提供されるべきである。

　人々が病院から他の施設あるいは在宅に退院する際には，生活の場が変わっても円滑に療養が継続されなければならない。特に療養生活に大きな困難を抱えているであろう高齢者，障害者，難病患者などが安心して療養生活を営むためには，病院と地域の保健，医療，福祉の各サービス提供者が連携してサービスを提供する必要がある。

　継続医療の視点からその役割を考えると，医療施設では，入院時から退院後を予測した退院指導を行い，退院前には地域の保健師や訪問看護師と連絡をとり，必要な医療処置などについて情報を提供する。また，退院後は，外来診療を通して継続的に医療を提供するとともに，療養上の相談に応じていく役割を担う。

　一方，地域の保健，医療，福祉のサービス提供者は，介護支援専門員（ケアマネジャー）と連携をとりながら，退院前から本人や家族の状態を把握し，退院直後からサービスを提供できるよう在宅療養の準備を整える必要がある。医療施設を訪れて，入院中の対象者や医師，看護師から情報を得る必要があるかもしれないし，退院前に自宅を訪問し情報を得るとともに家族の相談に応じることが必要になるかもしれない。

　しかし，保健と医療，そして福祉が壁を越えて，地域全体の統合されたシステムとして機

能しているところはいまだに少ないと感じる。今後は，さらに関係機関の継続医療・看護の意識を高めると同時に，例えば，地域内同一書式の退院時サマリーの開発，インターネットによる電子カルテの活用など，円滑な連携システムのための具体策を検討していかなければならないと考える。

〔2〕 中 間 施 設

（a） 中間施設とは　　病院から退院する際に，引き続き介護の必要な場合は，病院から直接自宅に退院するのではなく，指定介護療養型医療施設（療養型病床群などのある医療施設），指定介護老人福祉施設（特別養護老人ホーム），介護老人保健施設（老人保健施設）に入所し，在宅療養が可能になってから自宅に戻ることができる。これらは介護保険法による都道府県知事の指定を受けており，介護保険施設と総称される。

介護保険施設にはそれぞれ異なる目的があり，医療施設と福祉施設の中間に位置づけられる介護老人保健施設を中間施設という。しかし，本稿では介護老人保健施設だけでなく，介護保険法下において病院から退院する際に介護状態が軽快し在宅療養ができるまでの間利用する施設という意味で，指定介護療養型医療施設，指定介護老人福祉施設，介護老人保健施設という三つの介護保険施設についてそれぞれ説明したい。

（b） 介護保険施設の目的　　高齢者が退院後も介護を必要とする状態であれば，指定介護療養型医療施設，指定介護老人福祉施設，介護老人保健施設を利用する。これらにおいて行われる施設介護支援サービスは，介護給付の支給対象である。

指定介護療養型医療施設には，療養型病床群，老人性痴呆疾患療養病棟，介護力強化病院がある。日常生活に介護を必要とし，加えて慢性期の入院治療を要する要介護1から5の人を対象に，施設サービス計画に基づいて主に医療ケアを提供する。提供する医療ケアは，具体的には，療養上の管理，看護，医学的管理の下における介護その他の世話および機能訓練，その他必要な医療である。したがって，医療施設としての性格をもつものである。

指定介護老人福祉施設は，入院治療は必要ないが，在宅生活が困難で日常的に介護が必要な要介護1から5の人が利用でき，福祉施設としての性格をもつ。介護老人保健施設より長期間利用できるが，介護保険法の基本的考え方から，現在では終身入居施設ではなく自宅での生活が可能になると退所する。指定介護福祉施設において提供される生活ケアは，入浴，排泄，食事などの介護やその他の日常生活上の世話，機能訓練，健康管理，療養上の世話である。

また，病状が安定しており入院は必要ないが，看護やリハビリテーションなどのある程度の医療と介護を要する要介護1から5の人に対しては，施設サービス計画に基づいて必要な医療ケアと生活ケアの双方を提供する介護老人保健施設がある。提供されるサービスは，看護，医学的管理の下における介護および機能訓練，その他必要な医療，日常生活上の世話で

ある。

これらの施設の機能の重点は，医療，介護，リハビリテーションと，それぞれが少しずつ異なるので，利用する場合は対象者の疾患や病状，自立の程度などをよく把握したうえで適切な施設を選択したい。

〔3〕 通所介護（デイサービス）

（a） **通所介護とは**　通所介護には，通所介護施設（デイサービスセンター）において提供される，生活指導，日常動作訓練，養護，家族介護者教室，健康チェック，送迎の基本事業と，入浴，食事などの日帰りの通所事業がある。介護保険制度では居宅介護支援サービスに位置づけることができる。通所介護の実施主体は区市町村であるが，事業運営が適切にできると認められる地方公共団体，社会福祉法人，医療法人，農業協同組合，などに委託できる。実際には，通所介護施設は指定介護老人福祉施設（特別養護老人ホーム）に併設されている場合が多い。

（b） **通所介護の目的**　在宅療養中の高齢者にとっては，外出をすることが生活に変化をもたらし，家族以外の人との交流が生きがいや楽しみとなる。また，外出に伴う身支度や移動などの動作が，自然にリハビリテーションになることもある。そこで，通所介護施設では，雛祭りや七夕などの季節感に配慮した行事や食事を考えたり，誕生会や運動会などを参加者が楽しみながら交流できるような内容を企画している。また，介護者にとっては，送迎のサービスもあり，高齢者が通所介護に参加している時間は介護から解放され，身体的精神的に休息が得られ介護負担の軽減を図ることができる。

〔4〕 ケアコーディネーションの留意点

病院から在宅や中間施設に移行する際の円滑な療養の継続には，保健医療福祉の連携が不可欠である。退院前から退院後にかかわる地域の保健師や訪問看護師，あるいは中間施設の担当者が，入院中の患者や家族に直接会って情報を収集したり提供できると，退院後に速やかに適切なサービスが提供でき，患者や家族の不安を軽減することが可能になる。ケアコーディネーションにかかわる者は，患者のプライバシーの保護には十分な配慮をしながらも，施設間連携を積極的に進めていく必要があると考える。

また，利用できるサービスや施設は利用者本人の年齢や疾患により介護保険施設や通所介護施設だけでなく他にもさまざまあるので，対象者にとって最も適切な施設を本人・家族が選択し決定できるよう援助したい。そのためには，各施設に関する情報を詳細に収集し，本人や家族の疾患，障害の状態や生活状況などの情報を合わせて検討し，的確に分析し助言する能力が求められる。日ごろからそれらの情報に敏感になるとともに，研修会などに積極的に参加するなどして自己研鑽に努める態度が大切であろう。

また，頻繁に改正される法律や制度に対応するためには，このような個人の自己努力に負

うばかりでは限界がある。関連機関においては，学習会や研修会を開催し最新の情報を得るよう，組織的な取組みが求められる。

1.1.2 食のサポート

〔1〕 食事のもつ意義

食事は，人間の生活にとって重要な意味をもつ。具体的には，① 生命維持に必要な栄養を摂取し，健康維持，活動エネルギーの補給，② 生活の中での楽しみ，精神的満足感，③ 日常生活のリズムをつくる，④ 食事を介した交流の場，⑤ 食習慣を養い，作法を身に付ける，⑥ 食文化の伝承，である。食事は人間の生命と生活全般に深くかかわり，人間として生きていくための基本的な営みである。

〔2〕 食事に影響する要因のアセスメント

食事に影響する要因として身体的要因，精神的要因，社会的要因がある。これらの要因についてアセスメントし，サポートすることが QOL の向上に大きな役割を果たす。

（a） 身体的要因

① 食欲：味覚・嗅覚・視覚の低下
② 摂食：上肢の障害（麻痺，握力低下，筋力低下など）
③ 咀嚼：歯牙の欠損，義歯の不具合，虫歯
④ 嚥下：嚥下反射の低下
⑤ 消化・吸収：消化管の機能低下，消化液の分泌低下
⑥ 排泄：腸管の蠕動運動の減弱，腹圧の低下

また，運動機能低下，運動機能障害によっても摂食量が減少する。

（b） 精神的要因　空腹感によって「食べる」，「食べたい」といった食行為につながる。しかし，食欲は生活意欲の低下，ストレス，興奮，怒りなどの急激な情緒的変化，疲労，睡眠不足，別離，喪失など心身の影響を受けやすい。また認知症やうつ状態のため食欲不振や拒食，過食が引き起こされることがある。精神的な問題を引き起こしている状況や背景を把握し，解決策を見出すことが大切である。

（c） 社会的要因　食生活としての習慣・文化はその人の生活そのものであり個別性が高い。また，文化的背景によって行事料理，郷土料理などがあり，味付けなどが異なる。個々の食習慣と食文化を理解することが必要である。また，家族の食事に対する価値観，家族構成，経済状況（食費の割合）も食事に影響を及ぼす。さらに食事の場所，雰囲気，誰と食事をするか，食器などについてもアセスメントが必要である。

〔3〕 食生活を阻害する因子

個人の特性などによるものとしては，① 食欲低下，生きることに対する意欲の低下，②

食事の好み・嗜好，③ 食事・栄養に関する無関心，調理能力の低下，④ 生活リズムの乱れによる食事回数の減少，⑤ 経済力低下による食材の購入困難，がある．また，家族との関連においては，① 家族や地域からの孤立，② 独居，高齢者世帯など家族構成員が少ないため食事の準備が困難，③ 同居世帯の場合，食事嗜好・内容や生活のリズムが合わない，④ 同居家族や介護する家族に食生活サポート意欲や時間・介護力不足，が挙げられる．

〔4〕 **QOLを高める食サポート**

(a) **「食」の自立支援事業**

① **介護予防・生きがい活動支援事業**　厚生労働省老健局では，「食」の自立支援事業として「食関連サービスの利用調整」を踏まえて「配食サービスの実施」を行っている[†]．このサービスの実施主体は市町村であり，その責任の下にサービスが提供されている．市町村は地域の実情に応じて，利用者，サービス内容および利用料の決定を除き，適切な事業運営が確保できると認められる市町村社会福祉協議会，社会福祉法人，医療法人，民間事業者，非営利活動法人，農業協同組合，農業協同組合連合会などに委託している．このサービスを利用するには，市町村の窓口（高齢福祉課など），在宅介護支援センターなどに申込みをする必要がある．

利用料は市町村が介護保険の対象サービスの利用料との均衡を考慮しつつ，食料材料費などの実費などを定めており，利用者が実費負担する仕組みとなっている．その利用料は市町村によって異なるが，1食当り300円から700円程度に定められている（2004年1月現在）．

② **配食サービス**　配食サービスは，対象者の置かれている状況，その環境，対象者およびその家族の希望などの情報収集後，地域の実情に応じてインフォーマルサービスも含めた社会資源の状況を勘案して「食」の自立の観点から食関連サービスの利用調整を行い，必要と認められたものに対して実施される．

利用対象者は，おおむね65歳以上の単身世帯，高齢者のみの世帯またはこれに準ずる世帯に属する高齢者ならびに身体障害者であって，自立支援の観点からサービスの利用が適切であると市町村が認めた場合，配食サービスを受けることができる．このサービスは，調理が困難な高齢者などに対して，定期的に居宅を訪問し（利用回数により異なる），栄養のバランスのとれた食事が提供されるとともに安否確認も行われる．そのため，市町村によっては配食サービスを原則として手渡しとしているところもある．食事は健康維持・増進，疾病予防のために必要な栄養素を取り入れる目的と，食べる楽しみ，食文化・食習慣の継承など社会的な意義をもつ．そのため，食を支える情報や知識

[†] 平成13年4月1日実施：「介護予防・生活支援事業の実施について」平成14年5月25日 老発大13号 厚生労働省老健局長通知，平成14年老発0814001改正．

の提供が必要となる。特に公的サービスに関する情報提供は在宅療養を支えるうえで重要な意味をもつ。

（b）ユニバーサルデザインフード　　日本介護食品協議会は，2002月4月に設立された。この組織は，高齢社会の介護食品ニーズに対して，利用者や食事の指導者に円滑に受け入れられ，かつ安心して使用できるように一定の基準を設け，関連する情報提供や普及啓蒙活動などを図ることで，国民の健康の維持・増進に寄与する目的で設立され，食品メーカーなど43企業が加盟している（2005年9月現在）。衛生・安全性，誤嚥の防止に加え，おいしさ，食べやすさ，使いやすさを追求しQOLの向上に貢献することを目的としている。

「ユニバーサルデザインフード」とは，加齢とともに咀嚼力や嚥下力の低下した高齢者や歯科治療などで食事がとりにくいときでも食べやすく工夫された介護食品の名称である。「ユニバーサルデザインフード」は咀嚼力・嚥下力によって5段階に区分されている。その目安は**表1.1**のとおりである。

表1.1　ユニバーサルデザインフード区分表

区分		1	2	3	4	とろみ調整
		容易にかめる	歯茎でつぶせる	舌でつぶせる	かまなくてよい	
咀嚼力の目安		硬いものや大きいものはやや食べずらい	硬いものや大きいものは食べずらい	細かくまたはやわらかければ食べられる	固形物は小さくても食べづらい	食べ物や飲み物にとろみをつけて飲み込みやすくするための食品（ゼリー状にできるものもある）。また，水などに溶かすと，とろみのついた飲み物や食べ物になるタイプもある。
嚥下力の目安		普通に飲み込める	ものによっては飲み込みづらいことがある	水やお茶が飲み込みづらいことがある	水やお茶が飲み込みづらい	
食品形態の目安	主食	ごはん〜柔らかごはん	やわらかごはん〜全がゆ	全がゆ	ペーストがゆ	
	主菜	豚の角煮	煮込みハンバーグ	鶏肉のそぼろあん	鶏肉の裏ごし	
		焼き魚	煮魚	魚のほぐし煮（とろみあんかけ）	白身魚の裏ごし	
		厚焼き卵	だし巻き卵	スクランブルエッグ	やわらか茶碗蒸（具なし）	
	副菜	にんじんの煮物	にんじんの煮物（一口大）	にんじんのつぶし煮	裏ごしにんじん	
	デザート	りんごのシロップ煮	りんごのシロップ煮（一口大）	りんごのシロップ煮（つぶし）	やわらかアップルゼリー	

日本介護食品協議会「ユニバーサルフード区分表」(http://www.udf.jp/what.html, 2006年3月現在) より

栄養のバランスや調理方法を考えた食事準備は，家族にとって大きな負担となる。公的サービスの利用や，市販加工・調理済み食品を適切に選択し活用できるよう援助することが大切である。

（c）**食事のための福祉用具**　対象者ができるだけ自分で食事ができるようにするには，食事行為のどの部分に援助が必要かをアセスメントし，対象の身体状況に応じた福祉用具の選択が必要である。食事行為は，① 姿勢保持，② 食器の把持，③ 食物を口まで運ぶ動作，④ 咀嚼，嚥下，の一連の動作で成り立つ。食事用自助具・機器を使用し自分で食べられる可能性を広げることは，「できる」という自信につながるとともに精神的・心理的安定をもたらすうえでも必要な援助である（**図1.1**）。

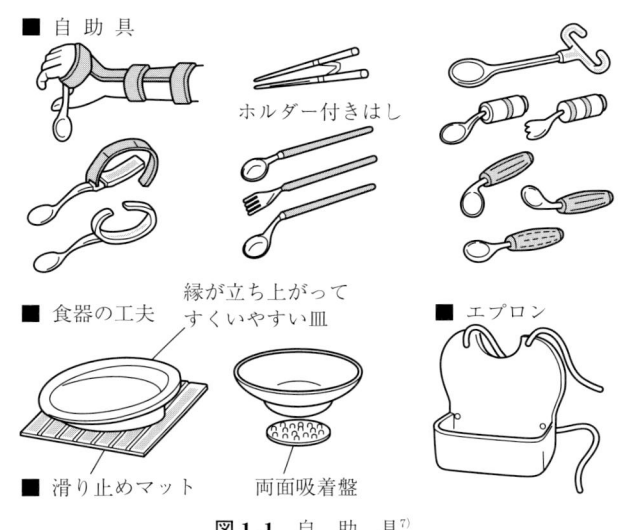

図1.1　自　助　具[7]

1.1.3　トランスポートサービス

〔1〕　**病院から在宅へ：対象者の増加**

近年，わが国の人口の高齢化や生活習慣病の増加など疾病構造も変化し，主な傷病が慢性疾患へと移行している。また保健・医療・福祉を取り巻く環境が大きく変化し，国民のニーズも多様化してきている。高齢社会を迎え，主な疾病が慢性疾患へ移行し，「病気を抱えながらも地域や家庭でできる限り自立した生活をする」ためには，日常生活を支えるような支援が必要である。入院患者の平均在院日数は28.3日（一般病床，2003年）であり，年々短縮する傾向にある。また，特定機能病院といった病院そのものの役割も明確化しており，「急性期の治療を終えた患者が，病気や障害を抱えながらも，退院後，家庭や地域の病院・施設など新たな療養の場で，安全に，安心して自立したその人らしい生活を送ることができるよう支援する」ことを目的として医療連携室などを開設し，退院支援を行っている。

〔2〕　**有訴者，通院者の状況**

有訴者（病気やけがなどで自覚症状のある人。医療施設・介護保険施設への入院・入所者

写を除く）は，年齢が高くなるに従って上昇し，65 歳以上では国民の約半数が有訴者となっている（2004 年，**図 1.2**）。

また，通院者は，おおむね年齢が高くなるに従って上昇し，65 歳以上では 6 割以上が通院者となっている。通院者の主な症状は，「高血圧症」「腰痛症」「虫歯」「糖尿病」などである（2004 年，**図 1.3**）。

〔注〕 総数には年齢不詳を含む。

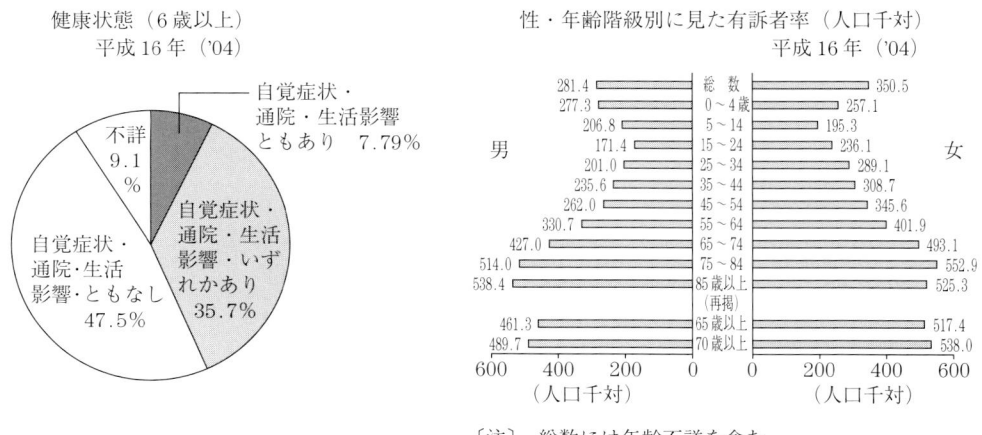

図 1.2　健康状態の有訴者率（厚生労働省「国民生活基準調査」[11] より）

〔注〕 総数には年齢不詳を含む。

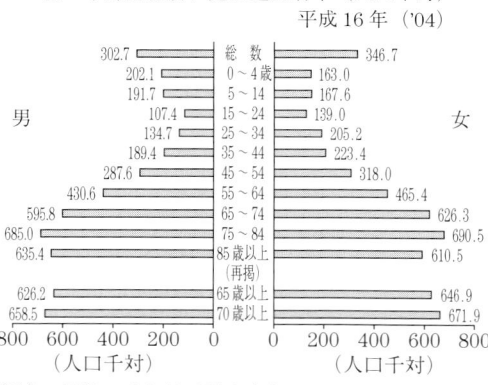

図 1.3　性・年齢階級別に見た通院者率（人口千対，厚生労働省「国民生活基準調査」[11] より）

〔3〕 日常生活への影響

医療施設や介護保険施設へ入院・入所していない者で健康上の問題で日常生活に影響のある者の人口千人に対する割合は 110.2 である。影響する内容としては，総数では「仕事・家事・学業」「日常生活動作」「外出」が多いが，65 歳以上では「外出」「日常生活動作」において日常生活に影響する割合が著しく高い（2004 年，**表 1.2**）。

表 1.2 6歳以上の者の日常生活への影響がある者率（人口千対）[11]

平成 16 年（'04）

	日常生活への影響がある者				
	日常生活動作	外出	仕事・家事・学業	運動	その他
総数	110.2	37.4	33.5	47.8	33.6	15.1
男	99.3	31.6	26.2	38.5	34.9	14.6
女	120.3	42.7	40.3	56.2	32.4	15.6
6～14歳	38.5	9.4	3.4	10.2	22.5	6.2
15～24	47.0	12.7	7.4	19.5	18.8	6.7
25～34	54.8	14.9	11.4	29.0	16.2	9.8
35～44	68.2	16.8	11.5	36.0	21.7	11.6
45～54	92.9	22.1	17.0	47.1	30.7	14.7
55～64	116.0	31.3	27.4	53.2	37.9	17.8
65～74	190.1	65.1	68.8	78.3	57.4	22.8
75～84	296.8	131.6	137.7	116.0	69.8	31.1
85歳以上	416.8	269.6	218.2	131.5	86.8	44.6
（再掲）						
65歳以上	246.1	105.7	105.2	95.6	64.2	27.6
70歳以上	281.4	128.5	128.2	107.9	68.2	30.2

厚生労働省「国民生活基礎調査」より．
〔注〕 日常生活への影響を複数もっている場合は，それぞれに計上している．

　外出は，通院のみならず，金融機関，買い物など社会との接点・交流をもつうえで重要な意味をもつ．外出する機会が少なくなることは，閉じこもり，引きこもりの原因ともなり，ADL や QOL を低下させる．

〔4〕 ソーシャルサポート

（a） **介護予防・生活支援事業：外出サービス支援事業**　この事業は，要援護高齢者および一人暮らし高齢者ならびにその家族に対し，サービスを提供することによって自立の支援と生活の質の確保を図るとともに，総合的な保健福祉の向上を目的としている．このサービスについては，市町村が高齢者の需要や生活状態に基づいて必要なサービスを調整・提供する仕組みとなっている．そのため，地域の実情に応じた取組みにより進められている．この事業の一つである「外出サービス支援事業」は，市町村事業の「高齢者等の生活支援事業」であり，市町村の責任の下にサービスが提供されている．また地域の実情により利用者，サービス内容および利用料の決定を除いて市町村社会福祉協議会，社会福祉法人，医療法人，民間事業者，特定非営利活動法人，農業協同組合および農業協同組合連合会などに委託されている場合がある．

（b） **外出支援サービス利用の対象**　このサービス利用の対象は，① おおむね 65 歳以上の高齢者であって，一般の交通機関を利用することが困難なもの，② おおむね 60 歳以上

であって，下肢が不自由なもの，とされている．具体的には，バスなどの公共交通機関での外出が困難な在宅高齢者が対象となる．

（c） **外出支援サービスの内容**

① 移動用車両（リフト付車両およびストレッチャー装着ワゴン車など）で，利用者の居宅と在宅福祉サービスや介護予防・生きがい活動支援事業を提供する場所（転倒予防教室，アクティビティ教室（音楽，絵画，書道など），痴呆介護教室，日常生活関連動作訓練など），医療機関への通院，行政機関などへの送迎が行われる．

② 外出支援サービス事業には，ショッピングセンターなどでの移動支援のための拠点を整備し，各種情報の提供や電動スクーター，車椅子の貸出などを行うことも含まれている．このことにより単に自宅から移送だけでなく，外出先での移動がスムースに行うことができるような支援も含まれている．

（d） **サービス利用料**　サービス利用料は，市町村が介護保険の対象サービスの利用料との均衡を考慮しつつ実費を定め，利用者が負担する．一例では，ガソリン代，有料駐車場代，有料道路代は利用者負担となる．

（e） **サービス利用の申込みについて**　移動用車両でのサービスの利用希望者は，市町村の担当窓口に利用申し込みを行い，利用登録後サービスが利用できる．

（f） **介護タクシーについて**　2003年4月より訪問介護費の診療報酬区分として新たに「通院等のための乗車または降車の介助が中心である場合」が設けられた．具体的には，要介護者（要介護1以上）が通院などを行う場合，訪問介護員自らが運転する車への乗車・降車の介助，およびその前後の屋内外における移動の介助，通院先での受診などの手続きなど一連の介助が行われるものである．

介護タクシー（通称）とは，訪問介護員の資格をもつ運転手がこのような介護を行う都道府県知事の指定を受けた「指定訪問介護事業所」である．

① **利用対象**　公的介護保険を利用しこのサービスを利用する場合には，要介護認定を受け要介護1以上の認定を受けた利用者が対象となる．

② **利用方法**　公的介護保険を利用しこのサービスを利用する場合には，居宅サービス計画（ケアプラン）に組み込まれる必要がある．したがって，介護支援専門員などや市町村の担当窓口に相談し，移送前後の介助や身体介護なども含めた利用回数などを居宅サービス計画に組み入れた後利用できる．

③ **利用料金について**　「通院等のための乗車または降車の介助が中心である場合」には基準単位（100単位）となる（自己負担金は1割負担のため100円となる（2003年4月現在））．また，要介護4または5と認定されている場合でも介護タクシー（運転者が訪問介護員の有資格者）は利用できるが，その場合，利用料金は「身体介護中心型」の

1.1 病院から在宅へ：連携システム　11

「通院等のための乗車または降車の介助が中心である場合」および「身体介護が中心である場合」の適用関係

(1) 要介護1～5

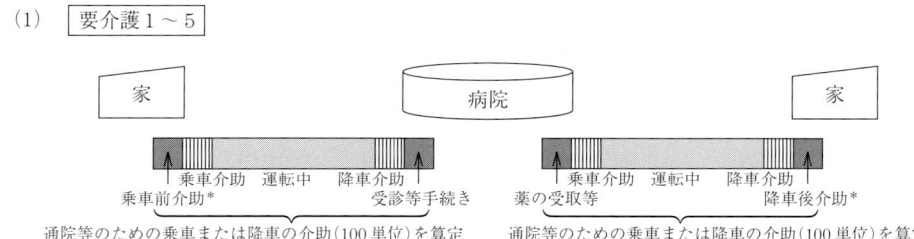

(1)′ 要介護1～5　※ 院内の移動等の介助は，基本的には院内のスタッフにより対応されるべきものであるが，場合により算定対象となる。

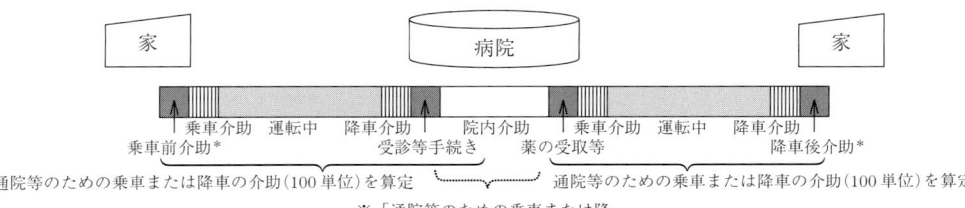

* 「乗車前介助」および「降車後介助」とは，乗車・降車の介助を行うことの前後に連続して行われる外出に直接関連する身体介護をいう。

(2) 要介護4,5　※ 通院等のための乗車・降車の介助を行うことの前後に連続して相当の所要時間（20～30分程度以上）を要し，かつ手間のかかる身体介護を行う場合

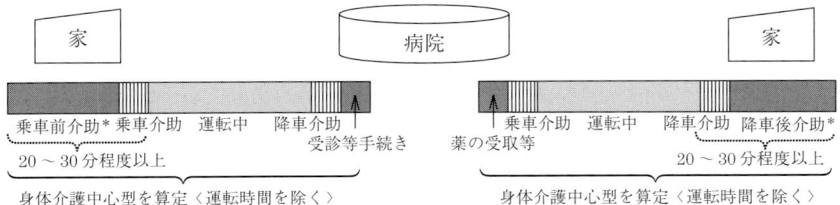

(2)′ 要介護4,5　※ 院内の移動等の介助は，基本的には院内のスタッフにより対応されるべきものであるが，場合により算定対象となる。

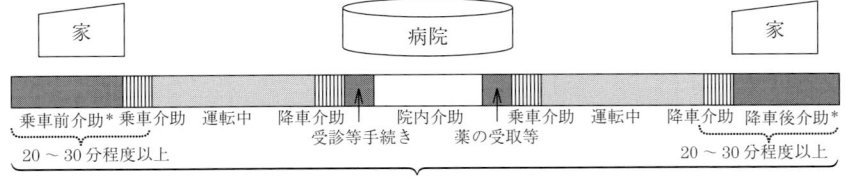

* 「乗車前介助」および「降車後介助」とは，乗車・降車の介助を行うことの前後に連続して行われる外出に直接関連する身体介護をいう。

図 1.4　通院のための乗降介助[12]

介護料金が算定される（**図 1.4**）。このように，在宅療養者の自立支援には，対象者が動こう，動きたいとする心理的環境をつくることと，動きやすい物理的環境をつくり，閉じこもりや引きこもりにならないように支援することが大切である。

1.2 高齢者ケアマネジメント

〔1〕 高齢者ケアマネジメントとは

ケアマネジメントの定義はさまざまであり，ケアコーディネーションと併せて，それぞれの概念の理解に混乱があるというのが現状であろう。本稿では，介護保険法上用いられる「ケアマネジメント」の意味を念頭に，高齢者が日常生活を営むために必要な保健，医療，福祉のサービスが統合されたサービスとして効果的，効率的に利用できるよう，高齢者の心身の状況，環境，本人およびその家族の希望などを勘案し，利用するサービスの種類，内容および程度，サービス提供者について判断しケアプランを作成するとともに，サービスの提供が確保されるよう連絡調整を行うことを，高齢者ケアマネジメントと定義して，論考を進めたい。

〔2〕 高齢者ケアマネジメントの目的

高齢者ケアマネジメントの目的は，高齢によって日常生活に困難を生じた人々に対し，社会資源を活用することにより，本人とその家族の生活を支援し，その人なりの自立を目指すことである。そして，ひいては，本人・家族への支援を通して地域社会の問題解決能力を向上させることである[13]†。高齢者ケアマネジメントの主体は，あくまで高齢者本人であり，その人なりの自立の達成が重要である。高齢者のこれまでの生き方やそれぞれの生活のありようはさまざまであり，長い時間の蓄積がある。身体的および精神的状況も社会的状況も生活の困難さも一様ではない。したがって，個別ケアの視点は非常に重要である。また，ときに本人や家族が訴える困難は表面的なことであり，その裏に潜在的問題，あるいは真のニーズが存在することがある。例えば，高齢者が頑固でわがままで困るという訴えの陰に，介護負担で倒れそうだというSOSのメッセージが存在することがある。つまり，一人一人の高齢者の生活に合わせて，訴えの中から真のニーズを把握する必要があり，ケアマネジメントを担う者には深い洞察力が求められるのである。その人なりの自立という目的から考えても，ケアプランの立案は，単にサービスを組み合わせるだけでなく，高齢者の生き方や自らの自己決定を尊重して行わなければならない。

---

† 肩付数字は巻末の引用・参考文献番号を示す。

〔3〕 ケアマネジメントのプロセス

　ケアマネジメントは，① 利用者の把握，② アセスメント，③ ニーズの把握，④ ケアプラン作成，⑤ 実施，⑥ モニタリング，⑦ 修正，⑧ 評価，というプロセスを経る[14]。

　高齢者の場合，介護者である家族からケアプランの作成を依頼されることが多い。介護者の訴えと高齢者本人の訴えをともによく傾聴する態度が大切である。家族と本人の訴えに異なる点がある場合は，いずれの訴えもその人の立場での主観においての真実として受け止めなければならない。また，高齢者が本音を語れるようになるには，時間を要することが多い。自宅に他人が入ることにかたくなな高齢者もある。信頼関係を築けるよう言動には細心の注意を払いたい。表情や仕草も多くの情報を提供する。全介助，一部介助，自立という機械的な分類ではなく，どのような動作は苦しそうに行い，どのような動作は比較的楽に行うのか，介助なしでどこまでできるのか，注意深く観察することで，できる動作と実際に行っている動作の相違を把握することができる。また，家族との会話やかかわり，生活の様子などから，家族機能や介護力を推測することができる。高齢者ができることまで，つい介助してしまう家族もいれば，高齢者が時間をかけ苦労して行う動作でも手を出さない家族もいる。言語的な情報だけに頼るのではなく，視覚や聴覚，ときには経験や記憶などを駆使して情報を得ることが必要である。また，質問は高齢者の語る速度に合わせ，自然な会話の流れの中，穏やかな雰囲気で行うよう心がけたい。情報は，身体的情報，心理的情報，社会的情報の三つの側面から総合的に収集する。身体的情報としては，診断，治療，症状，日常生活動作などが挙げられる。心理的情報には，疾病や障害への認識や理解，判断力，価値観，生活や健康への不安などがある。社会的情報には，職業，社会的役割，習慣，血縁や友人などの対人関係，地域とのつながりなどがあろう。多くの情報を漏れなく集める手段として，MDS-HCなどの各種アセスメントツールが普及している。

　つぎに，収集した情報から，アセスメントを行う。その人にとっての自立を目指すとき，どのように高齢者本人と家族を支えるかということについて検討する。いま自立を妨げていることはなにか，将来自立を脅かすものとして考えられることはなにか，そして，それを予防するためにいまなにが必要か，という課題の分析である。よくデマンドとニーズを見極めなければならないというが，そのためには本人や家族の訴えの強さや目先の問題にとらわれるのではなく，高齢者が生きてきた過去，現在の困難，将来予測される問題という時間の流れを意識しながら，大きな視野からいますべきことを考える必要がある。夜間騒いで眠らず，トイレに間に合わないということも，睡眠剤，おむつ着用とすぐ決めつけずに，まずその理由を考えてみる。加齢による筋力や神経伝達速度の衰えから間に合わないこともあろうし，急に尿意を感じるので慌ててしまうのかもしれない。寝室にポータブルトイレを置くだけで，解決することもあるのではないだろうか。目先のことに追われて大事なことを見失う

と，寝たきりを増やすことにもなりかねない。情報収集は丁寧に詳細に，しかしアセスメントは総合的視野をもって，真のニーズの把握に努める。つぎに，このように分析した課題に対し，ケアの目標を定める。目標は，後でモニタリングや評価ができるよう，できるだけ明確な表現にする。例えば，「風邪を引かない」というよりは「37度以上の発熱をしない」と表現したほうが評価は容易である。また，目標は達成可能でなければ意味がない。高齢者は計画したことを即座に理解し，受け入れ，実行できないことが多い。達成できる時間を考えて目標達成期限を設定し，それぞれの高齢者とその家族の生活の中で，無理なく到達できるような目標を置くべきである。

　自立の観点から考えれば，行き過ぎたサービスは有益ではない。介護保険の給付限度基準額いっぱいまでサービスをプランに入れ込むというのではなく，その人にとっての必要なサービスを，必要な時期に必要なだけ計画することを心がけたい。サービス提供事業者は，地域によって，いろいろな種類のものが数多くそろっている場合もあれば，そうでない場合もある。また，同じ種類のサービス提供事業者でも，各事業者に特徴があり，サービスの質は異なる。日ごろから，地域のサービス事業者についての情報を把握しておき，質の高い，利用者に適切なサービスが計画できるようにしておかなければならない。

　ケアプランには，本人や家族の意向が反映されていなければならない。ケアの主体である高齢者本人と介護する家族が納得してサービスが受けられるように，必要性やサービスの内容について丁寧に説明するとともに，十分な検討のうえでサービスの利用の意思決定ができるよう，本人と家族の意見を尊重する。

　原則として，ケアはプランどおりに実施されなければならない。もし，サービスを提供するための時間が不足するようであれば，ケアの実施者が超過時間のボランティアをするのではなく，ケアプランのほうを修正すべきである。ケアプランの修正は，高齢者自身や家族の意見・意向，またサービス提供者の気づきや判断などの主観的データと，それぞれのケアにかかる時間やデイケアなどへの参加度，検査値やADLレベルなどの目標値の達成度などの客観的データの双方から総合的にモニタリングし，必要な修正を行う。モニタリングや評価の時期や方法・内容は，ケアプランを立てるときに計画し，高齢者本人と家族と関連するサービス提供事業者の参加するケア会議を開催して行う。ケアプランナーである介護支援専門員（ケアマネジャー）は，この会議の司会を務めると同時に，報告されたり討議された内容に基づいてケアプランに修正を加える。この際に大切なことは，高齢者や家族が会議の外に置かれないようにすることである。専門職ばかりの中で，自分は素人であるという遠慮からなかなか本音がいえなかったり，すべて専門の人にお任せしようと考えたりしていることもあるが，各専門職のためではなく，本人や家族を支えるための会議であるということを念頭に，多様な職種がチームの中で協働してそれぞれの機能を果たすことができるようケア会議

を進行する。ケア会議において検討しなければならないことは，① ケアプラン立案後の変化と見落としていた重要な情報の発見，② 課題分析の妥当性の検討と目標の共有，③ ケアプランに基づいたケアの実施とその有効性の確認，④ 高齢者本人と家族の満足度，⑤ 目標の達成度と達成を妨げる問題，についてである。

〔4〕 法律と利用できる社会資源

わが国は，いままで経験したことのない未曾有の高齢社会を迎えた。高齢者の医療，保健，福祉の問題は個人的問題あるいは各家庭の問題ではなく，もはや国家的な取組みが必要な問題となった。このような背景から，ケアマネージメントにおいて活用できるさまざまなサービスは，法律上の基盤をもって整備されている。

（a） **老人保健法とゴールドプラン 21**　老人保健法の目的は，高齢者の健康の保持と適切な医療の確保である。このために，① 健康手帳の交付，② 健康教育，③ 健康相談，④ 健康診査，⑤ 医療など，⑥ 機能訓練，⑦ 訪問指導，という保健事業を市町村が実施主体となって行っている。医療については，70 歳以上のものおよび 65〜69 歳の寝たきり老人などが対象である。その他の保健事業は，40 歳以上が対象である。また，これらの保健事業は，老人福祉法および老人保健法により，都道府県保健福祉計画あるいは市町村保健福祉計画において，福祉と一体化して計画されている。

主に高齢者が利用するサービスは，高齢者保健福祉施策である「ゴールドプラン 21」において，① 訪問介護，② 訪問看護，③ 通所介護，④ 短期入所，⑤ 介護老人福祉施設，⑥ 介護老人保健施設，⑦ 痴呆対応型共同生活介護，⑧ 介護利用型軽費老人ホーム，⑨ 高齢者生活福祉センター，のそれぞれの平成 16 年までの需給達成量が見込まれている。この「ゴールドプラン 21」は，高齢者の自立支援と健康で生きがいのある社会参加の推進を目的としている。具体的には，国，都道府県，市町村などがそれぞれに，介護保険を中心に据えた介護サービスの整備とともに，高齢者の健康づくりとそれを支えることのできる地域づくりを目指している。「健康寿命」という言葉があるが，これは，高齢になってもできるだけ健康で生き生きと社会に貢献できるよう，個々人，地域，行政のそれぞれが積極的に努力することが必要であり，また，その努力にもかかわらず介護が必要となった場合は，安心して必要な介護サービスを受けることができるような社会をつくろうという主旨がある。

すべての高齢者が，病弱であったり障害をもっていたりするのではない。困ったときに支える介護保険のような法律や制度もあるが，元気に暮らしているときは，老人保健法やゴールドプランのような法律や制度に支えられているのである。健康な高齢者がどのような行政的支援を受けているかを把握していることは，ケアマネジメントにおいても重要である。

（b） **公的介護保険制度**　平成 12 年 4 月から公的介護保険制度が施行された。介護保険制度が生まれた背景には，急激な高齢化と核家族化による家族の介護機能の低下の問題が

ある。これに加え，個人のライフスタイルや価値観にあった保健医療福祉サービスを選択できるシステムが求められるようになった，ということも挙げられる。そこで，介護を社会の問題として取り組むと同時に，保険という形でサービス利用者のサービスを選択する自由を保証し，かつ保健，医療，福祉の領域が別々ではなく総合された介護サービスとして提供できる制度がつくられた。

　介護保険の保険者は，人々に最も身近な行政単位である市町村である。また，被保険者は，65歳以上の者と40歳以上65歳未満の医療保険加入者である。介護給付が受けられる受給権者は，受給申請後に要介護あるいは要支援と判断された65歳以上の者と，加齢に起因する15の特定疾患（**表1.3**）に罹患し要介護あるいは要支援と判断された40歳以上65歳未満の者である。支給限度基準額は，要支援，あるいは要介護の程度により異なる。利用者は状態に応じて各サービスを限度基準額を目安に組み合わせることができる。限度基準額までなら，基本的には利用者の負担は1割であるが，これを超過した分については全額負担しなければならない。介護保険法による給付には，要介護者に対する介護給付と，要支援者に対する予防給付，そして市町村独自で設けている市町村特別給付がある。また，主に在宅で介護を必要とする人を支援するための居宅介護支援サービスと，施設に入所を中心とする施設介護支援サービスがある（**表1.4**）。

表1.3　特定疾患一覧

① 初老期の痴呆（アルツハイマー病，ピック病，脳血管性痴呆，ヤコブ病など）
② 脳血管疾患（脳出血，脳梗塞など）
③ 筋萎縮性側索硬化症
④ パーキンソン病
⑤ 脊髄小脳変性症
⑥ シャイ・ドレーガー症候群
⑦ 糖尿病性腎症，糖尿病性網膜症，糖尿病性神経障害
⑧ 閉塞性動脈硬化症
⑨ 慢性閉塞性肺疾患（肺気腫，慢性気管支炎，気管支喘息，びまん性汎細気管支炎）
⑩ 両側の膝関節または股関節に著しい変形を伴う変形性関節症
⑪ 慢性関節リウマチ
⑫ 後縦靱帯骨化症
⑬ 脊柱管狭窄症
⑭ 骨粗鬆症による骨折
⑮ 早老症（ウェルナー症候群など）

〔5〕　**ケアマネジメントの留意点**

　高齢者のケアマネジメントが実践的で効果的であるためには，高齢者の介護の特徴を考慮した問題の明確化，計画立案，実践，評価することが重要である。

　加齢に伴い各臓器や器官の細胞は萎縮し，高齢者の身体的機能は低下する。全身の予備力や適応力が低下し，筋力も衰え，体力も持久力も低下する。動作は緩慢となり，不眠，疲労，視覚や聴覚の異常など，さまざまな症状を訴えるようになる。また，精神的には，記銘

表 1.4 介護保険保険給付概要 [29), 30)]

		全 国 共 通		区市町村独自
		介 護 給 付	予 防 給 付	市町村特別給付
対象者		要 介 護 者	要 支 援 者	要介護者および要支援者
給付内容	居宅介護支援サービス	訪問介護（ホームヘルプ） 訪問入浴 訪問看護 訪問リハビリテーション 居宅療養管理指導（医師・歯科医師・薬剤師の療養指導） 通所介護（デイサービス） 通所リハビリテーション（デイケア） 短期入所（ショートステイ） 特定施設入所者生活介護（有料老人ホームの介護サービス） 福祉用具の貸与・購入 住宅改修 居宅介護サービス計画費（ケアプラン作成） 痴呆対応型共同生活介護（痴呆性高齢者グループホーム） 高額介護サービス費	訪問介護（ホームヘルプ） 訪問入浴 訪問看護 訪問リハビリテーション 居宅療養管理指導（医師・歯科医師・薬剤師の療養指導） 通所介護（デイサービス） 通所リハビリテーション（デイケア） 短期入所（ショートステイ） 特定施設入所者生活介護（有料老人ホームの介護サービス） 福祉用具の貸与・購入 住宅改修 居宅介護サービス計画費（ケアプラン作成） 高額支援サービス費	寝具乾燥サービス，移送サービスなど。区市町村によってさまざまなサービスがある。
	施設介護支援サービス	指定介護老人福祉施設（特別養護老人ホーム） 介護老人保健施設（老人保健施設） 指定介護療養型医療施設（療養型病床群など）		

力が低下し，ときに頑固な一面を見せたり，保守的であったりする．しかし，これらの特徴の原因が，加齢か，疾患か，あるいは家族や社会の影響にあるのかは，不明りょうな場合が多い．さらに，高齢者は症状がはっきり現れなかったり，複数の疾患の症状が複合的に現れたりする．また，生きがいや気力の減退が身体的症状に影響を及ぼしやすく，回復にも長時間を要する．さらに，痴呆症状を併発すると，高齢者の病状を正確に把握することは非常に困難である．したがって，高齢者のケアマネジメントは，特に，多くの側面から集めた情報に基づいて検討する必要がある．

　高齢者の介護の担い手の多くは，その家族であろう．介護者が配偶者であれば，要介護者ともども高齢であろうし，介護者が同居する子や子の配偶者であれば，育児や家事に忙しかったり仕事との両立に困難を感じたりすることもあるだろう．また，一組の夫婦がそれぞれの親夫婦の介護をする場合もあり，介護を巡る問題は深刻である．高齢者のケアマネジメン

1.3 障害者ケアマネジメント

〔1〕 わが国の障害者の現状

平成12年の調査では，わが国の約46万人の知的障害者のうち約7割が在宅の知的障害者であり，その約4割が最重度もしくは重度である。また，平成13年の18歳未満の在宅身体障害児は約8万人強，18歳以上の身体障害者は在宅，入院・入所を合わせて324万5千人と推計されている。身体障害児・者ともに重度の者は4割を超え，内部障害と70歳以上の者の割合が増加する傾向にある。精神障害者は，平成14年の患者調査の推計で約258万人であり，そのうち在宅の者は8割を超えると推定される[16]。多くの障害者が家庭にあり，重度の者が多く，高齢化が進んでいるといえる。障害者の自立に関する社会の意識，障害者自身の自立意識の高まりもあり，近年，障害者の在宅支援に関心が向けられるようになってきたが，在宅障害者の高齢化対策と重度障害者対策はまだ十分とはいえず，今後しばらくわが国の障害者対策の中心的な課題となるであろう。

〔2〕 障害者対策の変遷

国際的には，昭和56年の国際障害者年に引き続き，昭和58年から平成4年までは「国連・障害者の十年」であった。わが国においては，昭和22年に制定された児童福祉法により，児童相談所と知的障害児施設が設置され，18歳未満の知的障害児の施設福祉を中心に整備が図られてきたが，次第に施設福祉を必要とする18歳を超える知的障害者が増加したことから，18歳以上の知的障害者の施設福祉の整備と，児童から成人に至るまでの一貫した援護事業の整備を目的に，昭和35年に精神薄弱者福祉法が制定された。また，身体障害児および身体障害者に対しても，昭和42年に児童福祉法と身体障害者福祉法が改正され，20歳以上の重度障害児の児童福祉施設の在所の継続，満15歳からの身体障害者更生援護施設の入所が可能になった。すなわち，昭和30年代後半から40年代にかけて，障害児・障害者の施設施策の年齢的な規制が緩和され，継続的な福祉の提供が図られるようになったのである。

平成5年，障害者対策の基本的方向を示した「障害者対策に関する新長期計画」が策定された。また，同年，心身障害者対策基本法が障害者基本法に改正され，障害者の社会参加と平等の理念，雇用や公共施設の利用への配慮が盛り込まれるとともに，精神障害者が障害者として位置づけられた。平成7年，精神保健法は「精神保健福祉法」に改正され，精神障害者の保健福祉手帳制度，通院患者リハビリテーション事業が規定され，精神障害者の社会復帰に向けての支援体制が整備されてきた。平成8年から始まった「障害者プラン～ノーマライゼーション7カ年戦略」では，① 地域でともに生活する，② 社会的自立の促進，③ バ

リアフリー化の促進，④ 生活の質（QOL）の向上，⑤ 安全な暮らしの確保，⑥ 心のバリアフリー，⑦ わが国にふさわしい国際協力・国際交流，を目指して障害者対策に関する具体的な数値目標が設定された．平成15年から10年間の新障害者基本計画は，障害の有無にかかわらず誰もがたがいに人格と個性を尊重し支え合う「共生社会」の実現を目指している．これに基づき，身体障害者福祉法，知的障害者福祉法，児童福祉法などが改正され，在宅サービス事業者との契約によってサービスの提供を受ける支援費支給制度が発足し，身体障害者・知的障害者の相談支援事業，手話通訳事業，知的障害者デイサービス事業，身体障害者生活訓練などの事業，盲導犬訓練施設などが法定化され，在宅福祉の充実が図られるようになった．

〔3〕 障害者ケアマネジメントの目的

障害者ケアマネジメントの目的は，障害によって日常生活に困難を生じた人々が，その人の適切な医療，保健，福祉，教育，就労などのサービスを活用して自立と社会参加を図ることである．そのためには，さまざまなサービスを総合的，一体的，継続的に提供する必要がある．これは，地域のサービス提供者がたがいに情報を交換し，連携し，調整してこそ実現するといえる．

地域のサービス提供者の連携・調整のシステムづくりを進めるにあたり，平成14年に障害者ケアガイドラインが策定された．つづいて平成15年には，国・都道府県・指定都市による障害者ケアマネジメント従事者研修の実施，都道府県・指定都市による障害者ケアマネジメント推進協議会の設置を内容とする障害者ケアマネジメント体制支援事業が開始された．このように，近年，急速に障害者ケアマネジメントの質の向上とシステムの整備が進められてきている．

〔4〕 ケアマネジメントのプロセス

知的および身体障害児・者のケアマネジメントは，まず利用者の療育手帳や身体障害者手帳の申請から始まる．手帳を申請していなければ，まずはそこから進める．

アセスメントは，障害児・者の疾病の状態に応じて，どのように治療を継続するかを判断する．退院か入院を継続するか，あるいは転院か，施設を希望するのかということである．このとき，本人の希望と介護者の有無や介護力を考慮しなければならない．特に，在宅を希望する場合は，居住地によって提供できるサービスが異なるので，介護の不十分な部分をどのようなサービスで補うことができるか，具体的に検討する必要がある．また，障害に対しては，どのようなリハビリテーションをどこで受けるのかという問題が生じる．入院の継続や転院，施設入所であれば，在所する場所でのリハビリテーションの内容をよく確認する必要があるが，在宅であれば，通所リハビリテーションやデイケア，訪問リハビリテーションのいずれかまたは複数を選択することになろう．どのような療養生活を本人と家族が望むの

か，傾聴し相談に乗りつつ，自己決定を援助する。選択した療養生活と，医療，障害の支援の他に考えなければならないことは，医療費・生活費，生活，住居，就労，教育などの支援である。アセスメントの基本は，高齢者に準ずるが，特に若年の障害児・者は成長・発達を念頭に，身体的成長，精神的発達，発達課題の達成，教育，就労などにも考慮すべきである。

ケアプランは長期的な展望をもつと同時に現在の健康問題を的確に判断する必要がある。本人の自立と社会参加を目指した長期目標と，長期目標を達成するために必要な短期目標を設定するが，長期目標と短期目標に一貫性があることは重要である。目標達成のためのケアプランは，生活の習慣やペース，リズム，本人の教育や社会参加に関するスケジュール，介護者の介護力やスケジュールなどを考慮したうえで，無理なく実施できるように具体的に作成する。

計画に従って実施しながら，さらに詳細な情報を収集する。計画に無理があれば変更が必要であるし，実施の方法に修正が必要な場合もあるだろう。介護支援専門員には，適宜，本人や家族に適切なケアが提供されているか確認し，ケアの質を保障する役割がある。ケア会議を開いて情報交換をし，必要なケアが効率よく提供されるよう調整したり，本人や家族のニーズに合ったケアが提供されているのか確認するためのモニタリングを行い，必要があれば修正する。

〔5〕 利用できる社会資源

昭和49年の中央児童福祉審議会による「今後推進すべき児童福祉対策について（答申）」に基づき，障害児・者対策は，① 障害の発生予防，早期発見，早期療育施策，② 在宅福祉施策，③ 施設施策，を柱に総合的に進められている。

（a） **療育手帳**　知的機能の障害がおおむね18歳までに現れ，日常生活に支障が生じているため，なんらかの特別の援助を必要とする状態にある人が対象である。申請の窓口は，市町村の障害福祉を担当する課であるが，知的障害者更生相談所の判定が必要である。この手帳の所持により，心身障害者扶養共済，所得税・住民税の控除，相続税の減額，タクシーやJRなど交通費の割引が，また，障害等級により障害者医療費の補助，特別児童扶養手当，重度心身障害者介護手当，障害者住宅整備資金貸付，日常生活用具の給付，心身障害児・者短期入所，などが利用できる。

（b） **身体障害者手帳**　肢体（上肢，下肢，体幹），視覚，聴覚，平衡機能，音声言語機能，咀嚼機能，内部機能（心臓，腎臓，呼吸器，膀胱，直腸，小腸），免疫機能に障害のある人が対象である。手帳の発行は，障害の重度により1級から6級までである。市町村の障害福祉担当の課に申請する。このとき診断書が必要であるが，これはその地域で定められた「指定医」が作成する。障害の等級や部位にもよるが，この手帳によって，更生医療，障

害者医療費の補助，特別児童扶養手当，重度心身障害者介護手当，心身障害者扶養共済，障害者住宅整備資金貸付，補装具交付，日常生活用具の給付，心身障害児・者短期入所，自動車運転免許取得費助成，自動車改造費助成，所得税・住民税の控除，相続税減額，自動車税・自動車所得税の免除，タクシーやJRなど交通費の割引などが利用できる．

（c） **精神障害者保健福祉手帳**　　精神障害のために長期にわたり日常生活や社会生活に支障のある人で，初診から6箇月以上を経過した人が対象である．等級は1級から3級であり，2年ごとに申請する．この手帳によって，所得税・住民税・相続税の控除，贈与税非課税，自動車税・自動車取得税・軽自動車税の減免，文化施設等利用料減免，生活福祉資金貸与，心身障害者扶養共済などが利用できる．

（d） **短期入所事業（ショートスティ）**　　知的障害者短期入所事業，身体障害者短期入所事業，児童短期入所事業，精神障害者短期入所事業として，家庭で介護している人が病気や旅行などの理由で，一時的に介護できなくなったときに，指定の施設や医療機関で短期間の介護サービスを受けることができる．本人または本人と同一世帯の扶養義務者の所得に応じて自己負担があるほか，食費などの負担がある．

（e） **障害児・者訪問介護（ホームヘルプ）**　　知的障害者居宅介護等事業，身体障害者居宅介護等事業，児童居宅介護等事業，精神障害者居宅介護等事業といわれるサービスであり，各障害の特徴や重さに応じ，家庭における入浴や食事などの介護，買い物や調理・掃除などの家事援助，通院時の付添い，生活上の相談についての援助を行う．

（f） **障害児・者通所介護（デイサービス）**　　デイサービスセンターなどの施設に日帰りで，健康チェック，リハビリテーション，入浴，食事，介護，軽作業グループへの参加ができる．施設により，送迎のないところもある．

（g） **精神障害者デイケア・ナイトケア**　　生活リズムを整えたり他の人とグループ活動などを通して触れ合うことで，地域での生活を支え社会に参加することを目指す．ゲームやスポーツ，話合い，料理，文化・学習活動などさまざまな内容が展開される．デイケアでは昼食が，ナイトケアでは夕食が提供される．

（h） **ソーシャルクラブ**　　生活リズムを整え，仲間づくりを通して社会参加を促すために，保健所で行われている．保健所により，月2回から週3回程度とさまざまなので，利用にあたっては，各保健所に相談する必要がある．

（i） **重度障害者入浴サービス**　　入浴介助を必要とする障害者は，上記のデイサービスとして，あるいは派遣された看護婦やホームヘルパーの介助で訪問看護・訪問介護として，特定の施設に行って特殊浴槽で行う施設入浴サービスとして，特殊な浴槽を自宅に持ち込んで行う訪問入浴サービスとして，入浴サービスが受けられる．訪問入浴の場合は，浴槽が置ける広さが病室に必要である．

（j）訪問看護，精神科訪問看護　在宅で療養上の世話や診療の補助が必要な人に，訪問看護ステーションや医療機関から看護師などが家庭を訪問して，健康チェック（血圧，体温，脈拍などの測定），医療機器（チューブ，カテーテルなど）の管理，医療器具の使用方法や介護方法の説明・助言，褥瘡の予防の説明や処置，食事・排泄・清潔などの日常生活の介護援助，リハビリテーション，療養環境の整備に関する援助，などを行うサービスである。

（k）補装具　身体障害者手帳をもっている人は，義手や義足のような障害者の身体上の障害を補うための用具を利用できる。これは，本人や世帯を同じくする扶養義務者の所得に応じた自己負担がある。視覚障害の場合は盲人安全杖，義眼，眼鏡，点字器，聴覚障害の場合は補聴器，肢体不自由の場合は義肢，歩行補助杖，座位保持装置，歩行器，収尿器，頭部保護帽，車椅子など，直腸・膀胱機能障害の場合はストマ用装具などの多種多様の補装具がある。

（l）日常生活用具　在宅療養を快適に安全に送るために，日常生活で使う用具の貸与または給付が行われている。さまざまなものがあるが，一例として挙げると，視覚障害のためのテープレコーダー，時計，タイムスイッチ，カナタイプライター，点字タイプライター，電卓など，重度知的障害のための電磁調理器，聴覚障害のための聴覚障害者用通信装置，文字放送デコーダー，平衡機能あるいは肢体不自由のための歩行支援用具，肢体不自由のための特殊寝台，体位変換器，便器，浴槽などがある。

（m）共同作業所，精神障害者共同作業所　地域で暮らす知的障害者，身体障害者，精神障害者が，自宅から通所して，電気機器や自動車などの部品製造の下請けや手工芸などの軽い作業を行う。作業の成果により若干の給与が支払われる。一般の職場での就労が困難であったり，職場が見つからない障害者が，就労までに至るステップとして利用する。この事業の目的は障害者の社会参加，社会復帰にあるので，一人一人の障害者の能力を生かし，仲間づくりを通して障害者の地域での生活を支えるよう配慮されている。

（n）知的障害者地域生活援助事業（グループホーム）　15歳以上の知的障害者で，現在就労しているか，もしくは就労の予定のある人で，ある程度自活できるが一人では生活できない人が対象である。おおむね定員は4，5名であり，アパートなどを借り，入居者同士が助け合ったり施設職員の援助を受けながら自立した生活を目指す。

（o）精神障害者グループホーム　調理が困難な場合の食事の世話や，服薬，金銭管理などについて，精神障害者に職員が生活指導や助言を行い，共同生活をしながら生活訓練をする施設である。定員は，おおむね5，6人である。単身生活は困難だが，ある程度の自立した生活ができ共同生活をしながら，共同作業所や授産施設などに通える人が対象である。

（p）授産施設　入所あるいは通所により健康管理・生活指導を受けながら就労のため

の準備をする施設である。知的障害者，身体障害者，精神障害者のためにそれぞれの施設がある。

（q）**障害者福祉ホーム，障害者通勤寮**　　いずれも日常生活が自立しており，継続して就労できる知的障害者，あるいは精神障害者のための施設である。知的障害者福祉ホーム・精神障害者福祉ホームは，住宅事情などにより家族との同居や通所が困難で，かつ就労している知的障害者が共同で住む施設である。起床や消灯などの日課があるところが多い。また，知的障害者通勤寮は，一般企業で働く知的障害者の自立支援のための施設である。本人の収入に応じた費用負担がある。

（r）**通園施設**　　就学前の障害児を対象に，生活指導，機能訓練などを医師，看護師，理学療法士，作業療法士，指導員，保母などから障害に応じた援助を受けることのできる施設である。扶養義務者の所得に応じた費用負担がある。上肢，下肢などの機能障害のある子どもの医学的診断，機能訓練，療育指導を行う肢体不自由児通園施設，知的障害児に療育指導や学習を行う知的障害児通園施設，聴覚障害児への聴能訓練，言語機能訓練，療育指導を行う難聴幼児通園施設がある。

（s）**身体障害者療護施設**　　常時介護の必要なおおむね18歳以上の重度の身体障害をもつ人が，生活をする施設である。施設により，デイサービスや短期入所事業を行っているところもある。

（t）**精神障害者援護寮**　　入院生活が長期にわたり退院後の日常生活に不安がある精神障害者が，2, 3年の期間入所し，共同生活を通して指導員やソーシャルワーカーによる掃除，選択，食事の支度などの日常生活や，対人関係，通院や服薬，作業訓練などの援助を受けることのできる施設である。授産施設や福祉ホームに併設されていることが多いが，まだ施設数は十分とはいえない。

（u）**更生施設**　　障害により知的障害者更生施設と身体障害者更生施設がある。障害者が自立を目指して日常生活の援助，機能訓練や職業訓練を受けながら生活する施設である。

（v）**入所施設**　　障害のあるおおむね18歳までの者が，日常生活のための援助や訓練・指導を受けながら生活する施設である。障害によって，知的障害児施設，肢体不自由児施設，重度心身障害児施設，自閉症児施設，盲児施設，聾唖児施設，情緒障害児短期治療施設がある。利用するためには，児童相談所に相談をする。

（w）**住宅改造費補助，住宅整備資金貸付**　　市町村によって金額や内容は異なるが，障害者が生活するために必要な住宅の改造や改築を行う場合に費用の一部助成，あるいは貸付けを行う制度である。すでに着工，完成している場合は対象外である。利用の際は，着工前に市町村役場に申請する必要がある。

（x）**障害者職業センター他**　　知的障害者，身体障害者，精神障害者の就労に必要な職

業相談や指導，職業準備訓練，就労後の職場適応指導を受けたり，障害者を雇用する事業者が障害者雇用に必要な知識や技術を習得する目的で，障害者職業能力開発校，障害者雇用促進を図る特定求職者雇用開発助成金，知的障害者職親委託，福祉工場などの施設や制度がある。

〔6〕 ケアマネジメントの留意点

まず，障害児・者の治療の継続，リハビリテーション，経済的支援，教育・就労の支援などの観点から，本人と家族の望む療養生活が実現し継続できるよう，生活習慣や介護力を考慮し本人の教育や社会参加への意欲を大切にしつつ，具体的に検討する必要がある。

障害者の自立支援，社会参加，社会復帰の支援の目的で，身体障害者手帳，療育手帳をもっている人が，居宅介護等事業，デイサービス事業，短期入所事業，知的障害者地域生活援助事業，更生施設などを利用する場合，利用者負担額を除く額を市町村が支援する支援費制度がある。また，障害者のうち介護保険適用者については，介護保険が優先する。

1.4 情報通信機器を用いた在宅ケア管理

〔1〕 背　　景

最近のパーソナルコンピューター（以下PC）の普及率は目覚ましい。2003年の調査ではわが国のPCの世帯普及率は63％を超えている[19]。企業をはじめとする多くの職場や教育現場では，PCによる情報通信なしには業務が成り立たないほどPCは浸透している。壮年期，青年期，少年期の人々にとって，生活の中に情報通信機器が定着することへの抵抗はほとんどないと思われる。現在，PCの存在は多くの人々にとって身近で日常的なものである。在宅ケアを受ける地域住民が情報通信機器の使用に精通し，これを在宅管理に活用することになることは，それほど遠い将来のことではないだろう。ただし，今後さらに在宅管理としての情報通信という手段がすべての地域住民に根づくためには，現在，PCや情報通信に触れる機会も少なく，必要性も感じない人々に対し，どうアプローチするのかということが課題である。

また，保健医療福祉に関する情報提供者の職場は行政機関や医療施設であることが多く，この種の職場のPCの普及率は高い。しかし，個人の普及率を見ると，斉藤ら[20]の1997年の報告では，研究者は80％，実務家は27％であり，個人の情報通信の非利用率は，研究者は38％，実務家は69％であったという。また，栄養士対象の調査[21]では，職場のPCの普及率は病院で67.9％，研究・教育機関で84.6％であり，PCによる栄養指導は25.4％，インターネットを用いたものが3.6％行われたと報告されている。これらから，情報を提供する施設の情報通信機器の普及は目覚ましく通信環境も整いつつあるが，提供者個人の日常的な活用度は高いとはいえず，職場における活用の現状も，情報通信機器を利用する地域住

民の個別の相談や関係施設との連携に十分に対応しているとはいい切れない。

〔2〕 情報通信機器を用いた在宅ケア管理の目的と問題点

　情報通信機器の利用における主な長所は，① 事務処理機能の効率と正確さの向上，② 情報交換の即時性・多数ユーザーへのサービスの向上，であろう。このような利点から，在宅ケア管理における情報通信機器の活用の目的は，不特定多数あるいは特定の利用者にいつでも短時間に正確で最新の情報を提供するとともに，利用者との双方向の意志疎通を円滑に進めることにより，在宅ケア管理の効率性と質の向上を図ることであると考える。

　しかし，一方で，解決しなければならない複数の問題点も抱えている。

　操作に慣れていない場合は，入力に時間がかかる。例えば，数箇所のキーの操作や小さいキーの文字は，操作の手順の理解や実際の操作に時間がかかり，使いにくい。

　関係者全員が使えないと逆に効率が下がり情報交換も円滑に進まない。情報通信機器に不慣れなメンバーがいると，その人宛の伝達には書類や電話を使うことになる。

　ウイルス感染の対策や故障時の対応などの日常的メンテナンスに費用や人材が必要である。緊急の対応を迫られる場合もあり得るので，故障やトラブルを速やかに復旧できるよう日ごろから準備しておかなければならない。

　一度に多数の利用者に応えるということは，訂正や修正があった場合はその処理に多くの時間と労力を費やすことになる。専門的知識のある専任管理者を置くことはいうまでもないことだが，そればかりでなく，起こり得るウィルス感染や複雑でない故障やトラブルには，ある程度対応できる知識を複数のメンバーがもって対応できるとよい。そこで，そのための研修を開くとともに，その学習の機会を利用しやすいよう職場の配慮が必要になる。

　市町村の保健分野，病院や診療所，訪問看護ステーション，福祉分野など，それぞれの領域の特長を生かす最適のソフトウェアについては引き続き開発していく必要がある。操作が複雑であると利用者が限定されるので，必要な人が誰でも利用できる操作のしやすいソフトウェアの開発が待たれる。また，情報化による個人情報の保護とインフォームドコンセントの徹底を図る必要もある。そして，個人情報を取り扱うことになるので，目的以外に不正な使用をされないよう管理システムを万全に整備することが求められる。

　在宅ケア管理に情報通信機器がなかなか普及しないことの理由の一つは，経済性という点に問題があることが挙げられる。普及の拡大のためには，安価なシステムの開発や情報通信機器を用いた在宅ケア管理を診療報酬上認めるなどが考えられる。

〔3〕 情報通信機器による在宅ケア管理の実用化

　（a）　遠隔医療・遠隔会議への応用　　DVTS（digital video transport system）は，音声と映像を DV（digital video）形式で高速 IP ネットワーク上に配信するシステムである[22]。DVTS のように大容量の情報を瞬時に配信するシステムが普及されれば，現場の実際の音声

や映像を見ながら保健医療サービスを提供することが可能になる。すなわち，在宅患者の自宅にある端末モニターを通して，病院や訪問看護ステーションなどへの相談やカウンセリングが可能になることにより，患者や家族は，専門職から必要なときに必要な情報を得ることができるという安心感を得ることができる。また，医師や看護師は視覚情報の加わった詳細な情報を得たうえで診断したり相談に応じることができるであろう。また，無線システムと連動させ，移送中の救急車内や訪問看護の患者宅での処置を迅速かつ的確に行うことが可能になる。

また，DVTSは遠隔会議に応用することができる。インターネットにより音声と映像が相互に交換できるようになれば，交通手段の乏しい地域で保健医療を提供している病院や保健センターと高度医療を提供できる医療機関や保健所の会議が頻繁に開催できるので，そこで得た最新の情報や専門的な知識を在宅ケアの対象者に還元することができる[23]。場所の問題や時間調整の問題，費用の問題などで，介護支援専門員，訪問看護師，保健師，デイケアや訪問入浴サービスの担当者などの多くの関係機関や関係職種によるケア会議などは，現状では頻繁に開催することは困難だが，このようなシステムの導入は開催を容易にするだろう。

（b）情報の共有化　電子カルテや健康診断情報システムが普及することにより，同じ情報を複数の関係機関で共有することができる。患者や家族は正確な情報を必要なときに迅速に自宅で取得できる。また，複数の医療機関にかかっていても投薬や検査が重複することなく，健康時の健診情報から，かかりつけ医や専門病院の診療情報までが一元的に管理されるので，各機関が連携し伝達漏れもなく，一貫した診療が受けられる。これは，ケア提供者にとっても，診療記録の転記の手間やそれに伴うミス，手書き文書の判読ミスなどの医療事故を防止し，郵送のための時間や経費を節約できる。訪問看護においては，主治医の指示書の受取りや，訪問看護ステーションから主治医にする報告，ケアチームの関連機関への連絡，診療報酬などの請求事務が効率化される[24]。保存された情報は蓄積され，研究に活用することもできる。その他，保健所，市町村，地域事業所が連携して事業所健診と老人基本検診の結果をデータベース化し，地域保健計画の策定に生かしたり退職後の個別保健指導に活用している例[25]がある。すでに述べた遠隔医療においても，電子カルテの普及により，施設規模の小さい診療所でも総合病院との情報通信システムによって総合病院の一診療室と同等の診療を行うというスーパーホスピタル構想が，実用化の段階に入っている[26]。電子カルテの普及は，このような病診連携ばかりでなく，包括的ケアシステムの構築に寄与する。すでに，同一地域内での1患者1カルテの実現に向けての実験例がある[27]。

2 在宅における看護援助の基本

2.1 感染予防

2.1.1 感染の定義と感染の成立要因

感染とは,「病原体(感染源)が宿主(感受性者・人)の体内に侵入して,発育や増殖すること」である。

感染の成立には三つの要因,① 感染源,② 感受性者・人,③ 感染経路,が不可欠である。すなわち,感染の予防にはこれらの三つの要因への対策が鍵となる。

また,感染には**表2.1**に示したとおり,内因感染と外因感染とに分類できる。

表2.1 内因感染と外因感染

	内 因 感 染	外 因 感 染
定　義	宿主(人)の抵抗力の低下の状態で,元来の常在菌が感染の原因となった病態である。	宿主(人)の外にある環境に存在する生物が感染源となった病態である。
感 染 経 路	皮膚 粘膜：鼻腔,上気道,気管, 　　　口腔,咽頭,消化器官, 　　　尿道,膣 など	外来微生物：保菌者,汚染物など 空気,飛沫 飲食物 皮膚 ⎫ 粘膜 ⎭ 接触,傷など
おもな感染症	誤嚥性肺炎 気管支炎 胆嚢炎,肝胆炎 尿路感染症 褥瘡感染 など	インフルエンザ,風邪 結核 食中毒 疥癬 血液媒介型感染症(B型・C型肝炎,梅毒 他) など

2.1.2 感染のリスク要因

在宅療養者は低栄養状態であったり,免疫機能や身体機能の低下などで容易に感染しやすい状態にある。

感染リスクの高い条件として具体的には

① 高齢者や乳幼児：特に自立度の低い状態
② 状態や疾患に伴う抵抗力の低下：栄養状態不良，免疫力低下，糖尿病，心疾患，悪性貧血，抗がん剤使用中，ターミナル期，など
③ 医療ニーズの高い場合：人工呼吸器の装着，経管栄養や暴行留置カテーテルなどの使用，褥瘡などの創部処置のある人

2.1.3 感染症対策の原則

感染症対策の原則は，感染させないこと，発症させないこと，そして発症した場合には早期に発見し治療を受けることである。

2.1.4 在宅療養者にかかりやすい主な感染症

〔1〕 インフルエンザ

（a） **特　徴**　　他の原因による風邪症候群とは異なり，インフルエンザウィルスによる全身感染症であり，高齢者では肺炎を起こしやすく，急速に重篤に陥ることがある。患者の咳やくしゃみなどからの飛沫または接触により感染する。症状は数日の短い潜伏期を経て，全身症状（倦怠感，食欲不振，筋肉痛，高熱，悪寒）や咳嗽，痰，胸痛，咽頭痛などが見られるが，高齢者の場合には典型的な症状は発現するとは限らない。非典型的な症状として，活気がない，表情の変化に乏しい，会話が成立しない，集中力が低下する，意識障害などが先行して現れることも多い。また，介護を受けている状態の高齢者は自分の症状や苦痛を表現できないことがあり，介護者が日々，被介護者の様子を細かく観察して「いつもと違う」という発見が重要な鍵となる。

合併症として気管支炎，肺炎，脱水，脳炎など重篤な問題になりやすい。

（b） **予防と対策**　　在宅で療養している人は施設入所者の場合と異なり，接触する人が限定されている。接触するのは家族，ケア提供者がほとんどである。予防の一つは，すでにインフルエンザにかかっている人と接触しないこと。すなわち，被介護者と同様，家族やケア提供者もインフルエンザ予防についての基本的な対策を図ることが重要である。特に，ケア提供者で接触頻度の高い医療スタッフ，介護スタッフは多くの患者や在宅療養者と接することから，ケア提供者自身が感染の伝播者にならないように細心の注意を図る必要がある。インフルエンザワクチンによる感染予防も積極的な対策の一つと考えたい。また高齢者がデイケアやショートステイなどの自宅外でのサービスを受けている場合には外部の不特定多数の人々と接していることになり，可能であれば高齢者本人が状態に応じてワクチン接種を受けることも有効な予防策である。

インフルエンザにかかわらず，感染予防の基本行為は「手洗い」と「うがい」の励行であ

る。手洗いは一つの処置や行為の前後に行うことが原則である。さらに，インフルエンザ感染が疑われる場合にはマスクを着用して飛沫感染を予防する。

被介護者がインフルエンザにかかってしまった場合（あるいは疑われる場合）には，なるべく早期に医療機関を受診して治療を受け，合併症予防や基礎疾患の重篤化予防に努めることが必要である。

〔2〕 嚥下性肺炎

（a） 特　徴　　誤嚥性肺炎には大きく分けて2種類に分類できる。一つは食物を飲み込んだとき，あるいは胃内容物が逆流して気道に入って起こる肺炎であり，もう一つは知らず知らずのうちに唾液や口腔内の食物残渣物が気道内に吸引されてしまって起こる不顕性肺炎である。解剖学的には右気管支は左気管支よりもやや太く，垂直に近い角度で気管に伸びているので，誤って吸い込んだ唾液などの異物は右の肺に入ることが多い。

在宅で介護を受けている高齢者の誤嚥性肺炎はよく見られる病態であり，その基盤には嚥下反射および咳反射の低下が見られる。嚥下機能が低下していることで唾液をうまく飲み込めず，さらに咳反射も低下していることで気道に入ってしまった唾液を咳として喀出できない。また，再発の繰返しが見られることも特徴である。

誤嚥性肺炎の原因菌は口腔内あるいは胃にある細菌がほとんどである。呼吸器感染症に見られる一般的な症状は発熱，咳，痰，息切れ，胸痛などであるが，高齢者の場合にはこのような典型的な呼吸器感染症の発現とは限らず，病態に比べて症状が軽度であったり，食欲がない，活気がないなどの非典型的な症状が見られることがある。

（b） 予防と対策　　介護を要する状態は全身状態の低下が認められることであり，誤嚥と誤嚥性肺炎が起こりやすい。嚥下性肺炎は予防対策が重要であり，その方法として口腔内を清潔に保つことが大切なポイントである。咀嚼や嚥下がうまくできない状態は口腔内に残渣物を残しやすいので，食後の後は必ず歯磨きとうがいを十分に行い清潔に保たなければならない。

食物を口から食べられない場合は経管栄養を行うこともあるが，その場合口腔内に食物残渣物がないからといって口腔内が清潔に保たれているわけではない。むしろ，咀嚼や嚥下を行っていない状態は唾液の分泌は低下しており，口腔内は不潔になりやすい。また，義歯がない（あるいはすべての歯が欠損）場合も口腔ケアが必要ないと思うのは間違いである。義歯を使用しているときはもちろんのこと，義歯を清潔に保つ口腔ケアを行うと同様に，義歯がなくても総あるいは歯がすべて欠損している場合も十分に口腔ケアを行う必要がある。

また，食物を摂取するときは飲み込みやすい姿勢・体位を保ち，食べることに意識が集中できるように配慮する。嚥下障害が認められるときは，水分や固形物よりも半固形物（ゼリー状のもの）のほうがスムーズな嚥下を促すことができるので，被介護者の状態に合わせた

食物を選ぶ，食べるペースを急がさないことは原則である。

〔3〕 MRSA（methicillin-resistant *Staphylococcus aureus*，メチシリン耐性黄色ブドウ球菌）

（a）特徴 名称が示すとおり，ペニシリン系の抗生剤メシチリンに耐性をもつブドウ球菌。多くの抗生剤にも耐性であり，治療困難な細菌である。MRSAは細菌の名称をいい，MRSAで感染した状態をMRSA感染症と総称される。

在宅療養者は病院内でのように集団発生は起こりにくいが，在宅で介護を要する高齢者，乳幼児，重症者も抵抗力が低く，感染を起こしやすい。MRSAは皮膚や粘膜，腋窩，会陰，糞便中にも存在し，鼻腔，咽頭などの上気道で増殖しやすく，不顕性誤嚥によって下気道に入って呼吸器感染症を起こすこともある。またMRSAによる消化管感染は上気道に増殖したMRSAが胃や腸に到達して感染症を発症した状態である。よく見られる感染症状には，肺炎，尿路感染症，創傷感染症，消化器感染症，敗血症などがある。

MRSAの伝播様式は接触によるが，空気中に浮遊菌が介することもある。伝播経路は，家族介護者やケア提供者など，体液やMRSAの付着した医療器具や物品，被介護者（児）に定着しているMRSAによるので，これらの伝播経路に対する対策がMRSA発症予防となる。

入退院を繰り返している場合には，退院時の検査においてMRSAが検出されていなくても，検査部位によっては検出されない場合もあり，退院後数日後に検出されることもあり得るので注意を要する。

（b）予防と対策 在宅ケアに携わる家族やケア提供者は，MRSAの伝播者とならないように注意しなければならない。処置やケアの前後に手洗いとうがいをすることは原則である。特に配慮すべきことは，家族の介護者にもMRSAの感染予防について理解を得，実践してもらうように働きかけることである。

伝播に関与する最大の原因は「人の手指を介して」であり，ケアや処置の前後の手洗いだけでは不十分であることも認識しておく。家族と被介護者が共有しているトイレ，洗面所の水道の蛇口などはつねに清潔に保つことが重要である。手洗い後のタオルはペーパータオルが望ましいが，それが無理な場合にはタオルは家族と共有して何日も使い古すことなく，頻回に取り替えて清潔に保つことが大切である。

血圧計，聴診器，体温計などは自宅に患者専用のものとして置いておく。

ケア提供者が医療処置（褥瘡処置や吸引など）やケアにおいて感染や予防の立場からゴム手袋やエプロン（膿汁の多い褥瘡，気管切開で咳の多い場合など）を用いる場合は経済的な面と被介護者，および介護者への心理的配慮が必要である。

被介護者にとって手袋を用いてケアされることは，まるで汚いものを扱われるような感情的な認識をもちやすい。なぜ手袋を用いて行わなければならないのかを説明することで被介

護者への理解が求められる。

またケア提供者が統一した予防・対策を実施することが不可欠である。ケア提供者のうち，医療関係者は比較的 MRSA 保菌・感染症の状態を把握し，その予防や対策を実施することが可能であるが，ホームヘルパーだけがケア提供者であったりすると，その情報が遅くなってから知ることとなり，予防や対策への実施が不十分となる。あるいは，ケア提供者が他の在宅療養者への伝播者となる危険がある。在宅ケアにかかわるケア提供者が同じ情報をタイムリーに得て，共有された同じ方法で対策を実施しなければ効果がないことを肝に銘じておく必要がある。

〔4〕 疥　癬

(a) 特　徴　　疥癬は疥癬虫（ヒゼンダニ）が皮膚内に寄生してトンネルをつくり，発疹と激しい痒みを伴う。ヒゼンダニは手の指，手首，上腕前腕屈側部，乳房，大腿部，腹部外陰部などのやわらかい皮膚に侵入する。感染力が強く，抵抗力の低下した高齢者や重篤な状態にある患者，副腎皮質ホルモン剤を使用している患者は感染の危険が高い。

感染経路はヒゼンダニが人の皮膚への接触を介して感染し，皮膚と皮膚との直接の接触と衣類や寝具などを介しての間接的な接触による。

重症型のノルウェー疥癬はダニ数が数十万以上に増えて皮膚が蛎殻状を呈する場合をいい，副腎皮質ホルモン含有軟膏をして起こる場合が多い。

疥癬は病院や介護施設で集団発生の問題になりやすい。在宅で療養している場合には感染者との接触から隔離されているように思われ勝ちであるが，介護施設の利用や入退院の繰返しによって，知らないうちに感染者との接触から感染している危険性も高い。疥癬は潜伏期が約1箇月と長いことから，1回の検査で陰性でもただちに否定せず，繰返しの検査で確認することが重要である。

治療は患者に薬剤を塗布するが，家族や同居人などで密接な接触者に対しても同様な治療がなされる。

(b) 予防と対策　　感染が疑われる場合にも，検査結果で陰性が確認されるまで感染症として対応する。疥癬を発症した被介護者への対策は，ケア提供者，家族や介護者への感染予防の点からも十分な注意が必要である。

患者の血圧計，聴診器，体温計，スリッパ，衣類，寝具や身のまわりの物品は本人専用のものとする。患者が使用した衣類や寝具などはビニール袋に入れてもち運び，50℃以上のお湯に10分以上つける。

二次感染を予防するためには，手洗いを励行し，患者へのケア時には裾の長い予防衣とゴム手袋を着用する。ヒゼンダニは人体から離れると2，3日以内に死ぬが，高湿度下では14日間は生きることが可能であることから，室内は高湿度にならないように心がけ，さらに埃

が舞わないように注意する。

　介護を受けている状態の高齢者は意識がはっきりしていなかったり，自分の症状について意思表示できない場合がある。介護者やケア提供者が高齢者の皮膚の状態および全身状態を細かく観察して，早期に発見し，治療を受けられるようにすることが重要である。

2.2　転　倒　予　防

2.2.1　転　倒　の　定　義

　転倒とは一般的に転ぶことを意味する。しかし，転倒がどのような状態を指すのかということは，転倒の用語を用いる立場や調査研究などによってさまざまに定義づけられているのが現状である。本書ではつぎのように説明することができる。

転倒の定義

　　転倒とは，自分の意思からではなく地面や床に手足や臀部などの身体の一部がついた状態である。車椅子やベットからの転落も転倒に含む場合がある。

2.2.2　転倒は重大な健康阻害要因

　転倒は高齢者にとって健康を阻害する重大なリスク要因となる。若い人が転倒した場合にはとっさに手が出て反射的に身体の損傷を避けようとするが，高齢者の場合にはとっさに手は出ず，身体全体を打撲し骨折に至ることがある。高齢者は加齢に伴う骨の脆弱性や骨粗鬆が基盤にあることからも容易に骨折を起こしやすい状態にある。

　高齢者の骨折の中でも特に大腿部骨折は転倒が原因となりやすい骨折である。大腿部骨折は移動能力を奪い，治療のための安静や後遺症により閉じこもりや寝たきり状態へ移行しやすい。QOLを低めず，高齢者の自立・自律の維持への支援として閉じこもりや寝たきりを予防するためにも，転倒による大腿骨折を予防することは重要な課題である。

　また，骨折に至らない場合でも転倒を経験した高齢者は「転倒後症候群」[1]に陥る場合が多い。転倒後症候群は，高齢者に「また転んでしまうのではないか」という転倒恐怖感をもたらすことであり，それまで自立して外出することが可能であったにもかかわらず外出を控えたり，自ら行動を制限してしまうなど，結果的に活動範囲を狭めてしまうことにある。同時に，転倒経験は身体的な活動制限ばかりでなく，高齢者が当り前に維持してきた生活行動について「自分でできる」という自己効力感と自信を失わせる。高齢者にとっての転倒経験は身体的側面のみならず，心理的にも活動性を低下させ，さらには閉じこもりや廃

図 2.1 転倒と QOL の低下

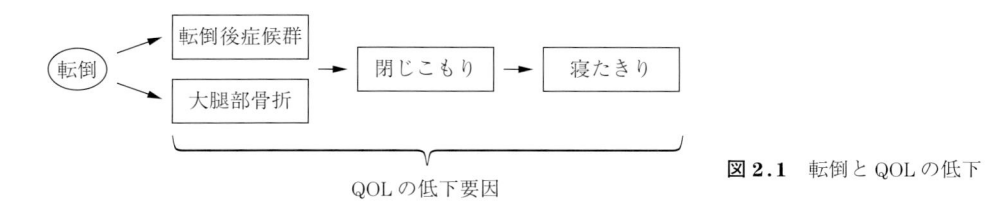

用性症候群をもたらし，生活全般における QOL を低下させる原因となってしまうのである（図 2.1）。

2.2.3 転倒の危険要因

転倒が起こるということは主体的に歩いたり動いたりできる状態にあり，すなわちある程度以上の活動性をもっていることが前提となる。主体的にまったく動かない状態や移動能力のない状態では転倒は発生しない。転倒のプロセスは簡単なつまずきから身体のバランスを失い，立直り反射がうまくできず転倒することが多い。

転倒の危険要因には，大きく分けて心理・身体的要因，薬物使用に伴う要因，環境的要因とに分類される。高齢者の場合はこれらの要因が単独に転倒の原因となるものは少なく，さまざまな要因が複合的に関連して起こる場合が多い。

〔1〕 心理・身体的要因
① 加齢による変化：視力・視野の低下，聴力の低下，筋力の低下，歩行機能の低下，運動反射の低下，円背，認知能力の変化，記憶力の低下など
② 疾患，状態による：
・心理・精神的：うつ，痴呆など
・慢性疾患：中枢神経系機能障害（脳血管障害，パーキンソン病など），麻痺，運動失調，膝関節痛など
・不安定な状態：体調不良時，起立性低血圧など

〔2〕 薬物の使用に伴う要因
・鎮静薬，催眠薬：判断力，知覚力，記憶力などを低下させる。
・利尿薬：循環血液量を減少させ，血圧調整を阻害する。
・血圧降下薬：血圧調整を阻害する。

〔3〕 環境的要因
① 履物：滑りやすい靴下，足に合わない靴，サンダル，スリッパ，長靴
② 衣服：裾を引きずる長さのズボンや寝間着，幅の広過ぎるズボン
③ 補助具など：補助具の不適合，不適切な使用，椅子やベットの高さ
④ 排泄様式：ベットサイドのポータブル便器の使用

⑤ 住居内：
- 段差：わずかな段差のある敷居，畳やカーペットの縁，目の粗い絨毯（じゅうたん）
- 玄関・床面：幅の狭い上がり框（かまち），滑りやすい床面
- 照明：暗過ぎる，あるいはまぶし過ぎる照明
- 浴室：滑りやすいタイル面，濡れている床面
- 室内：雑然とした部屋内，固定されていない家具

⑥ 屋外：
- 道路：夜間の暗い路，坂道，雪道，雨道
- 段差
- 自転車走行

⑦ 介護者：
- 不慣れで介護技術の未熟な介護
- 被介護人と介護者とのコミュニケーション不足

2.2.4 転倒を予防する対策

転倒を予防するには，まず転倒に関する情報を得てその内容を確認し，心理的身体的状態をよく観察したうえで，個人に合った転倒予防策をとることが重要である。高齢者は日々の体調が変化しやすく，日常生活行動の自立の程度も日によってできなくなることもある。特に高齢者の服薬は十分なモニタリングを必要とする。疾患の状態や体調の変化によって薬に対する反応が異なるのはよく見られる現象である。例えば，服薬してからどのくらいの時間が経過したときに意識が朦朧（もうろう）として動作が鈍くなるのか，あるいはどのような状況，どの時間帯に起立性低血圧が起こりやすいのか，血圧の変動に伴う日常生活動作の動きの具合に変化はないか，などの細かな注意を払って観察することでわかる高齢者の心身の反応やリズムがある。服薬との関連から高齢者の心身の反応に異常が見られた場合には主治医に報告し，服薬に関する再検討がなされなければならない。高齢者が日々の体調を安定して最善の状態を保つことは転倒予防を図るうえでの基本である。

〔1〕 転倒に関する情報収集
① 転倒の既往歴（季節，場所，時間，状況など）
② 転倒したことについて，あるいは転倒することへの主観的な思いと対応
③ 内服している薬（内服薬の種類，量，時間）とその反応について
④ 家屋内外の環境に対する不自由さについての主観的判断
⑤ 家族や介護者についての情報

〔2〕 心理的・身体的状態のアセスメント
① 認知状態，判断力，抑うつ状態の有無など
② 姿勢の湾曲の程度
③ 脈拍と血圧の変動：臥位（がい），座位，立位時
④ 機能状態の確認：麻痺（まひ）や痺（しび）れの有無，関節可動域など
⑤ 一日の生活の仕方
⑥ 日常生活動作の自立の程度と介護の状態（特に移動や歩行能力，補助具の使用について）

〔3〕 環境的要因のアセスメント
① 履き物と衣服の状態
② 身体の大きさや動き方に合ったベットや椅子の大きさであるか
③ 段差や床面の状態
④ 照明の状態
⑤ 室内の家具・物品などの整理状況
⑥ 介護の状況など

 転倒予防対策で目指すことは「転倒しない，転倒が原因とする骨折を起こさない」ことである。そのためにはまず被介護者がつねに「転倒しないように注意する」ことを意識できるように働きかけることが大切である。同時に，介護者も被介護者が転倒しないように環境を整えることが求められる。介護者は転倒を予防することに注目するあまり，本来高齢者が維持している能力を阻害しないように配慮しなければならない。介護者が，高齢者は動いたり，移動したりすることが転倒の危険要因と短絡的な判断をして，むやみに禁止することになればますます高齢者の身体的能力は低下し，加速度的に心身の不安定さが増して転倒のリスクは高まり，容易に閉じこもりや寝たきりをつくってしまうことになる。在宅療養者の転倒予防は，同時に最大限の機能を維持することが重要であることを忘れてはならない。

2.3 廃用性症候群予防のための援助：寝たきりにしない支援

2.3.1 廃用性症候群

 廃用性症候群とは特定の病理に基づくのではなく，精神あるいは身体の不活動や不使用のために局所的，あるいは全身的に見られる症候群のことをいう。廃用性症候群は**二次的障害**（secondary disability）のうちの一つである（**図 2.2**）。**表 2.2** は，廃用性症候群の具体的な状態と症状について示した。

```
                  ┌ ○ 廃用症候群（disuse syndrome）：
                  │     精神，身体の不活動や不使用によって生ずる局所的・全身的な
                  │     状態や症状の総称
                  │
        二次的障害 ┤ ○ 過用症候群（overuse syndrome）：
                  │     過度に身体的使用や活動によって生ずる病的状態の総称
                  │
                  │ ○ 誤用症候群（misuse syndrome）：
                  └     誤った身体活動などによって生ずる病的状態の総称
```

図 2.2　二次的障害

表 2.2　廃用性症候群に見られる主な状態・症状

部　　位	お　も　な　状　態，症　状
全　　身	免疫力低下，体重減少，転倒，褥瘡
心理的・精神的・神経系	不安，抑うつ，知的能力の減退，失見当識，痴呆，感覚障害
呼吸器系	肺炎，肺水腫，肺塞栓症
循環器系	起立性低血圧，静脈血栓症
消化器系	食欲不振，鼓腸，便秘
腎・尿路系	腎結石，尿路結石，失禁，排尿困難，尿閉
筋，骨代謝	骨萎縮，骨粗鬆症，筋萎縮，筋力低下，腰痛，尖足

2.3.2　寝たきり（度）

　廃用性症候群が原因となって生ずる最終的な結果は「寝たきり」である。寝たきりという言葉は一般にも広く用いられる用語となっているが，寝たきりの意味する内容は使う立場によってさまざまであり，その多くは高齢者を対象とした「寝たきり老人」という表現である。
　高齢者の日常生活自立の程度，すなわち寝たきりの程度を示す「寝たきり度」の内容を国

表 2.3　障害老人の日常生活自立度（寝たきり度）判定基準

生活自立	ランク J	なんらかの障害等を有するが，日常生活はほぼ自立しており独力で外出する。 ① 交通機関などを利用して外出する。 ② 隣り近所へなら外出する。
準寝たきり	ランク A	屋内での生活はおおむね自立しているが，介助なしには外出しない。 ① 介助により外出し，日中はほとんどベットから離れて生活する。 ② 外出の頻度が少なく，日中も寝たきりの生活をしている。
寝たきり	ランク B	屋内での生活はなんらかの介助を要し，日中もベット上での生活が主体であるが坐位を保つ。 ① 車椅子に移乗し，食事，排泄はベットから離れて行う。 ② 介助により車椅子に移乗する。
	ランク C	1日中ベット上で過ごし，排泄，食事，着替において介助を要する。 ① 自力で寝返りをうつ。 ② 自力では寝返りもうたない。

平成3年「障害老人日常生活自立度（寝たきり度）判定基準」作成報告書より。

として寝たきり度の概念について統一した見解を示したのが「障害老人の日常生活自立度（寝たきり度）判定基準」（**表 2.3**）である。この判定基準が作成された背景には，「老人の保健福祉計画」の策定において寝たきり老人の現状を把握するための目安となる基準の策定が必要となった経緯がある。2000年度から施行された介護保険制度では，寝たきり老人の判定は介護者の介護の度合いに注目した「要介護度（要支援，要介護1〜5)」が判定され，要介護度に見合った介護サービスが提供されている。

2.3.3 寝たきりにしない支援

寝たきりの主な原因疾患の一つは脳血管障害であるということはよく知られており，脳血管障害の発症を予防することは寝たきり予防の視点から重要である。しかし，脳血管障害を発症した高齢者がすべて寝たきり状態にあるわけではない。

「脳血管障害＝寝たきり」ではなく，脳血管障害に付随する心身の機能低下が廃用性症候群に陥る要因となるである。特に高齢者は加齢とともに心身の機能が低下している状態が基盤にあることで廃用症候群が起こりやすくなっている。そして廃用性症候群は「身体的要因」「心理的・精神的要因」「社会的・環境的要因」の三つの要因がさまざまに関連し合って起きる。

「身体的要因」は器質的な疾患や状態の変化による機能低下の状態である。高齢者は加齢とともに心身の機能低下が基盤にあり，複数の疾患も持ち合わせていることが多い。例えば脳血管障害によって半身麻痺や嚥下障害などがあることで，新たな生活障害が発生することになる。

「心理的・精神的要因」はその本人が自分の生活に取り組む姿勢・意欲である。例えば脳血管障害の後遺症によって半身麻痺や言語障害，失禁状態のある状態は，病気発症前の自立した生活には戻れない自分を自覚してそのギャップを埋められないでいるかもしれない。そのような状況にある本人は抑うつ的になったり，意欲を失って人と会うのを避けたり，臥床し勝ちな生活に陥りやすい。そうでなくても高齢者は喪失体験が多くなって，抑うつ傾向になりやすい。病気や障害で生活障害をもった自分の生活を再構築するにはたいへんなエネルギーを必要とすることになる。

「社会的・環境的要因」は物理的要因と人的要因との二つに分類することができる。物理的要因は，生活する家の中の構造や生活の仕方が障害や状態に合った環境かどうかの視点で判断される要因である。もう一つは人的要因であり，これは在宅療養者本人とそれにかかわる人とのかかわり方である。家の中での人的要因の主な人は家族や身内で介護にかかわっている人々であり，介護者の介護のありようは廃用性症候群の発生と深くかかわっている。「寝たきりは寝かせきりからつくられる」といわれているように，日々の生活を介護する家

族が「寝かせきり」にすることで容易に「寝たきり」に陥ってしまう。介護は必要以上に介護する過剰介護であっても、あるいは自立を促すのに必要な介護が不足しても、本人のもっている能力は阻害されて寝たきりになりやすい。高齢者は、一度寝たきりになってしまうとその回復は非常に困難となってしまい、さらに二次的障害を発生させるという悪循環を繰り返すことになる。

寝たきりに陥らないようにするには廃用性症候群を予防することである。廃用性症候群が局所的・全身的な不活動や不使用によって起こるのであるから、その予防はなるべく本人の心身機能を維持・高めることである。

寝たきりにしないためには、なるべく機能を維持できるように本人のもっている能力を最大限に発揮するように働きかける。在宅においても関節拘縮予防、筋力維持などを含めて体力の維持向上のためにも、訪問看護師や理学療法士、作業療法士などによる機能訓練を行うことは必要である。日常的に、離床し端座位でいる時間を設けることは体力・筋力維持、姿勢コントロールの点、心理の活性化から重要である。さらに本人が楽しみとする趣味や生きがいについて取り組めるように働きかける。家の中では障害をもっても生活しやすいようにバリヤフリーの改修を行ったり、介護者が介護しやすいような介護方法の指導や介護環境の工夫、介護者の介護負担感の軽減のための社会資源の活用について支援することが求められる。

高齢者の特徴として、体調の変化や風邪を引いて数日間の寝込みがその後の寝たきりをつくってしまうことがあるので、日々の安定した体調管理や疾病の医学的管理も非常に重要である。

2.4 閉じこもりにしない支援

2.4.1 閉じこもりとは

近年、高齢者の QOL を維持・向上するために介護予防の視点から、閉じこもり予防について社会的な関心が高まってきている。介護予防とは介護を受ける状態にならないこと、あるいは介護を必要とする期間をできるだけ短くすること、すなわち寝たきりを予防するということに通じる。閉じこもりについて明確に統一された定義は見当たらないが、一般的な概念として下記の内容である。

閉じこもりの定義

> 閉じこもりとは、一日のほとんどを家の中や庭先（家の敷地内）程度であり、日常生活範囲がきわめて狭く、かつ限定された状態。

閉じこもりは日常生活範囲に関連しており，このことは本人の移動能力，すなわち歩行能力と深く関連している。閉じこもりは，大きく分けて，本人の移動能力がないために起こる場合と移動能力があっても閉じこもりになる場合，の二つに分類される。

前者の本人の移動能力がなくて閉じこもりになる原因には，身体的・精神的要因として半身麻痺などのために歩行が自立していない状態や，認知障害のために失見当識があり合目的に行動ができない場合などがある。また，介護者の介護を受けられないために屋外への外出が困難で，生活範囲が家の中にとどまっているような場合も原因として考えられる。

本人の移動能力があるにもかかわらず閉じこもりになるのは，身体に障害がなく，歩行能力が自立（この場合，車椅子などの補助具を用いても可能な場合を含む）していても，心理的・社会的要因によって外出しようとしない状態である。この心理的・社会的要因として，住居が高層のために階段を利用しての外出が億劫であったり，住居の周辺の交通量が多く事故の危険が高かったりする場合が考えられ，また雪の多い地域では必然的に冬の外出は少なくなる。あるいは楽しみとする趣味がない，人との交流を好まないなどの理由が考えられる。また，歩行能力があるとしても痴呆がある場合には，介護者が本人を屋内の生活に閉じ込めておくということも考えられる。

虚弱高齢者を含めた地域高齢者を対象とした閉じこもりに関する研究[2]においても，閉じこもりにある高齢者は，非閉じこもり群と比較して有意に主観的健康感が低く，歩行能力（最大歩行速度）が低い結果であった。このことは歩行能力が自立していても，閉じこもりにある生活が起こっていることで心身の機能低下，すなわち廃用性症候群のリスク要因となっていることが示唆され，閉じこもり予防が廃用性症候群予防になるのである。

2.4.2 閉じこもりを判断するチェック項目

閉じこもりについての把握と対策で，参考となる主なチェック項目は下記のとおりである。

① 本人の基本的情報
  ・年齢
  ・主観的健康感
  ・生活歴
  ・性格
  ・趣味・生きがい
  ・一日の生活行動
② 本人の疾病や機能状態
  ・日常生活の自立の程度

- 関節疾患などによる行動制限
- 脳血管障害やその後遺症による麻痺，言語障害，失禁の有無など
- 痴呆，認知障害などの状態
- 転倒の既往
- 慢性的健康問題

③ 家族構成と介護の状況
- 人数，年齢，発達段階
- 介護者は誰か
- 介護者の健康状態
- 一日の介護の状況

④ 家屋の構造
- 寝室，居間，トイレ，などの配置や段差の有無
- 生活様式…畳に坐るか椅子か
- 寝具…ベットか布団か
- 高層住宅であるか低層住宅であるか

⑤ 外出について
- 頻度（1週間に1回以下はハイリスク）
- 目的（買い物，散歩，人との交流など）
- 社会資源の活用状況
- 外出時の補助具（車椅子，杖，装具など）

2.4.3 閉じこもりが高齢者にとって問題となる理由

なぜ，閉じこもりが高齢者の介護予防や健康問題として問題になるのであろうか。閉じこもりが問題となるのは，将来的に痴呆や寝たきりをつくるハイリスク要因であるからである。

2.3節の"廃用症候群予防のための援助：寝たきりにしない支援"において，寝たきり予防は，廃用性症候群を予防することが重要であることを述べた。さらに，廃用性症候群の予防は閉じこもり予防から始まっていることに注目する。閉じこもりを予防することが，廃用性症候群を予防し，そのことが寝たきり予防となって，寝たきりへの連続した悪循環を断ち切ることができるのである。

2.4.4 閉じこもり状態の改善，閉じこもり予防のための支援

それでは，閉じこもりを予防するためにはどのような支援を提供するべきであろうか。ま

ず，外に連れ出すことが重要である。在宅で介護を受ける状態にある高齢者は一人で外出することは困難である。家族，介護者，ボランティア，介護ヘルパーが付き添ってなるべく外出する機会をつくることが大切である。特に目的をもたないで散歩するために外出することもあるが，できれば人と会うため，趣味の活動などの楽しみをもってそのために外出するほうがよい。人と会うために外出すれば，身なりを整えることに意識が働き，また時間の調整も自ずと必要となる。定期的な外出であれば，生活にリズムができてそのために夜間の睡眠も良質となり，食欲も増すなど，外出することが心と身体の活性化を生むのである。

また外出を促す社会資源の活用も大切である。地域の保健事業では，交流会や趣味や生きがい活動，健康教室（転倒予防教室や機能訓練事業）などに参加するよう働きかけることも有効である。家族や介護者はこのような社会資源の利用について知らないままにあることも多く，地域の保健師や民生委員や近隣者のネットワークから閉じこもりにある高齢者とその家族についての情報が発信されて，支援のきっかけがつくられることは早期の予防の点から重要なことである。

介護保険制度が施行されてから，介護サービスの利用は外出の機会としてもたいへん有効である。デイケア，デイサービス，機能訓練などは定期的な外出機会となり得るし，サービスの内容からも心身の活性化を図ることができる。介護計画においても現時点で表面化された問題のみに注目するだけでなく，閉じこもり予防の視点を十分に取り入れて，将来的な要介護重症化予防，廃用性症候群および寝たきり予防を目指すことが求められる。

2.5　介護者サポート

2.5.1　レスパイトサービス

1970年代後半よりアメリカ，カナダを中心に「家族看護学」が一つの学問領域として発展し，近年日本においても研究・教育がなされている。在宅療養における看護・介護の場は「家庭」であり，看護の対象は在宅療養者ばかりでなく，「在宅療養者の家族」もその対象に含まれる。

〔1〕　社会の変化と家族

高齢社会は，高齢者が増えるだけでなく，世帯構成や社会構造も変化してくる。平成16年国民生活基礎調査によると，1世帯当りの平均世帯人数は2.72人で，世帯規模の縮小が見られる。世帯構造は，核家族世帯，単独世帯が増加，三世代世帯は減少傾向にある（**表2.4**）。世帯構造別に見た65歳以上の者のいる世帯数の推移を見ると，「65歳以上の夫婦のみ」の世帯は，1975（昭和50）年では13.1％であったのに対し，2004（平成16）年では29.4％を占めている（**表2.5**）。また，女性の社会進出や核家族化など，家族は多様化して

表2.4 世帯構造別に見た世帯数の推移[7]

	総数	単独世帯	核家族世帯			三世代世帯	その他の世帯	平均世帯人員
			総数	夫婦のみの世帯	夫婦(ひとり親)と未婚の子のみの世帯			
推　計　数　（千世帯）								
昭50年（'75）	32 877	5 991	19 304	3 877	15 428	5 548	2 034	3.35
55（'80）	35 338	6 402	21 318	4 619	16 700	5 714	1 904	3.28
60（'85）	37 226	6 850	22 744	5 423	17 322	5 672	1 959	3.22
61（'86）	37 544	6 826	22 834	5 401	17 433	5 757	2 127	3.22
平元（'89）	39 417	7 866	23 785	6 322	17 463	5 599	2 166	3.10
4（'92）	41 210	8 974	24 317	7 071	17 245	5 390	2 529	2.99
7（'95）	40 770	9 213	23 997	7 488	16 510	5 082	2 478	2.91
10（'98）	44 496	10 627	26 096	8 781	17 315	5 125	2 648	2.81
13（'01）	45 664	11 017	26 894	9 403	17 490	4 844	2 909	2.75
16（'04）	46 323	10 817	28 061	10 161	17 899	4 512	2 934	2.72
構　成　割　合　〔％〕								
昭50年（'75）	100.0	18.2	58.7	11.8	46.9	16.9	6.2	―
55（'80）	100.0	18.1	60.3	13.1	47.3	16.2	5.4	―
60（'85）	100.0	18.4	61.1	14.6	46.5	15.2	5.3	―
61（'86）	100.0	18.2	60.8	14.4	46.4	15.3	5.7	―
平元（'89）	100.0	20.0	60.3	16.0	44.3	14.2	5.5	―
4（'92）	100.0	21.8	59.0	17.2	41.8	13.1	6.1	―
7（'95）	100.0	22.6	58.9	18.4	40.5	12.5	6.1	―
10（'98）	100.0	23.9	58.6	19.7	38.9	11.5	6.0	―
13（'01）	100.0	24.1	58.9	20.6	38.3	10.6	6.4	―
16（'04）	100.0	23.4	60.6	21.9	38.6	9.7	6.3	―

昭和60年以前は厚生省「厚生行政基礎調査」，平成2年以降は厚生労働省「国民生活基礎調査」より。
〔注〕　平成7年の数値は兵庫県を除いたものである。

いる。

〔2〕 **在宅療養者と家族**

　急性期の治療を終えた患者が，病気や障害を抱えながら退院して在宅で療養生活を送るためには，地域の保健医療福祉機関と連携を取りながら家族を含めて支援していくことが求められる。在宅では，老化に伴う疾患，慢性疾患，難病など入院する必要がなく症状が安定期にある人，またはがん終末期など入院療養が必要であるが在宅で過ごすことを望む人が療養している。在宅療養は，住み慣れた生活の場でケアが受けられ，精神的な安定が得られ，本人の意思を尊重した自立した生活を送ることができる。また，家族にとっても病院の付添いとは異なり，自分自身のペースで介護できる。しかしその反面，在宅療養が長期化すると，介護する家族に精神的にも身体的にも経済的にも影響を及ぼす。介護疲れやストレスが主介護者の身体に影響を及ぼす。主介護者にこのような状態が長く続くと，欲求不満や慢性的な疲労から療養者の介護が十分に行うことができなくなる，また，他の家族や親族との関係にも影響を与えてしまう。

表2.5 世帯構造別に見た65歳以上の者のいる世帯数の推移[7]

	全世帯数	65歳以上の者のいる世帯								
		総数	全世帯に占める割合〔％〕	単独世帯	夫婦のみの世帯			夫婦(ひとり親)と未婚の子のみの世帯	三世代世帯	その他の世帯
					総数	いずれかが65歳未満の世帯	ともに65歳以上の世帯			
	推　計　数　（千世帯）									
昭50年（'75）	32 877	7 118	21.7	611	931	487	443	683	3 871	1 023
55（'80）	35 338	8 495	24.0	910	1 379	657	722	891	4 254	1 062
60（'85）	37 226	9 400	25.3	1 131	1 795	799	996	1 012	4 313	1 150
61（'86）	37 544	9 769	26.0	1 281	1 782	781	1 001	1 086	4 375	1 245
平元（'89）	39 417	10 774	27.3	1 592	2 257	880	1 377	1 260	4 385	1 280
4（'92）	41 210	11 884	28.8	1 865	2 706	1 002	1 704	1 439	4 348	1 527
7（'95）	40 770	12 695	31.1	2 199	3 075	1 024	2 050	1 636	4 232	1 553
10（'98）	44 496	14 822	33.3	2 724	3 956	1 244	2 712	2 025	4 401	1 715
13（'01）	45 664	16 367	35.8	3 179	4 545	1 288	3 257	2 563	4 179	1 902
16（'04）	46 323	17 864	38.6	3 730	5 252	1 354	3 899	2 931	3 919	2 031
構　成　割　合　〔％〕										
昭50年（'75）	—	100.0	—	8.5	13.1	6.8	6.2	9.6	54.4	14.4
55（'80）	—	100.0	—	10.7	16.2	7.7	8.5	10.5	50.1	12.5
60（'85）	—	100.0	—	12.0	19.1	8.5	10.6	10.8	45.9	12.2
61（'86）	—	100.0	—	13.1	18.2	8.0	10.3	11.1	44.8	12.7
平元（'89）	—	100.0	—	14.8	20.9	8.2	12.8	11.7	40.7	11.9
4（'92）	—	100.0	—	15.7	22.8	8.4	14.3	12.1	36.6	12.8
7（'95）	—	100.0	—	17.3	24.2	8.1	16.1	12.9	33.3	12.2
10（'98）	—	100.0	—	18.4	26.7	8.4	18.3	13.7	29.7	11.6
13（'01）	—	100.0	—	19.4	27.8	7.9	19.9	15.7	25.5	11.6
16（'04）	—	100.0	—	20.9	29.4	7.6	21.8	16.4	21.9	11.4

昭和60年以前は厚生省「厚生行政基礎調査」，平成2年以降は厚生労働省「国民生活基礎調査」より。
〔注〕 平成7年の数値は兵庫県を除いたものである。

〔3〕 家族の負担

高齢者を介護する家族の困りごとでは，「介護者が不在のときに困る」（介護者がいないとき療養者一人では心配），「精神的負担」，「介護者の健康状態が心配」，「介護のために自分の時間がとれない」などといったことが挙げられる。また，介護者の年齢や療養者との続柄により介護の受止め方の違いがあり，嫁，娘，妻の順で犠牲観が強くなっている。

〔4〕 家族の理解

在宅療養者の介護をめぐる家族の問題は多様である。在宅療養支援者（訪問看護師など）は，在宅療養者や家族と接することにより，家族を把握し，適切な支援をする必要がある。家族の介護力は，身体的，精神的，家族的，社会的側面からアセスメントする。具体的には，家族背景（家族構成，経済状況，家族の健康度など），家族関係（コミュニケーション，家族間の感情，家族の役割），家族の価値観，近隣・地域との関係などである。さらに介護力や対応能力を検討する。介護力とは，① 問題解決能力，② 主介護者の年齢・健康状

態，③ 人間関係における対応能力，④ 経済力・家事能力，⑤ 療養環境・療養条件，介護環境・介護環境の改善能力，である。

〔5〕 レスパイトサービス

レスパイトサービス（respite service）とは，介護者の負担の軽減を目的とし，介護者の身体的・精神的な休息のために家族に行われるサービスである。在宅療養では，病院での治療は終了しているが，継続した治療・処置が必要な人，医療機器を装着したまま在宅療養を続けている人，病状の進行が見られる人などその対象はさまざまである。当初は家族が自ら選択した在宅介護であってもそのときどきの状況により，介護意欲の減退や犠牲観が生じる場合がある。このような状況では在宅ケアを続けることは困難であり，そのような状況から

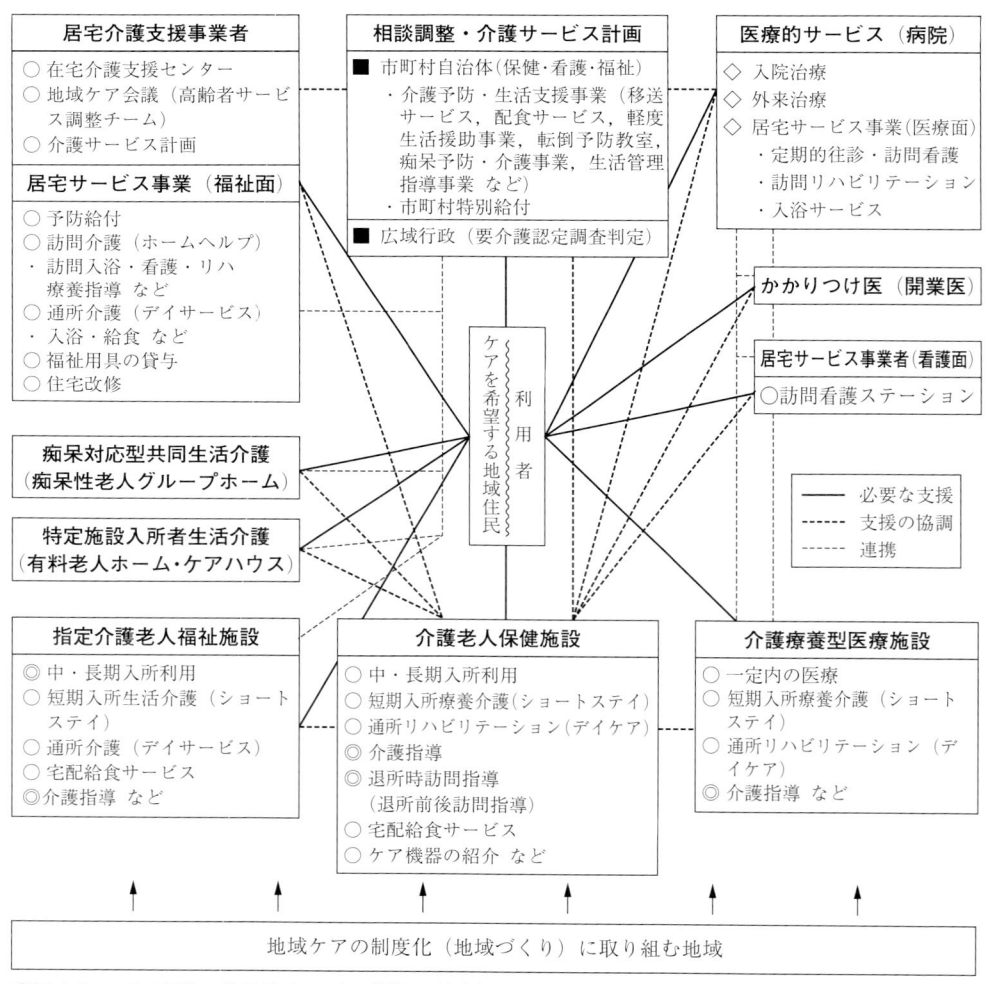

図2.3　在宅ケア支援ネットワーク[4]

一時的に離れ，心身ともにリフレッシュし，介護意欲を回復させることが大切である。

レスパイトサービスは，短期入所療養介護や，医療施設への短期入院を利用することが可能である。短期入所療養介護は「老人保健施設や療養型病床群に短期間入所して，看護，医学的管理の下における介護及び機能訓練，その他必要な医療ならびに日常生活の世話」のサービスを受けるものである。このサービスの利用により，療養者が機能訓練を受けて機能回復したり，新たな人間関係を構築するなどの効果が期待されるが，特に家族のリフレッシュの効果が大きい。介護保険下で短期入所療養介護を利用する場合には，居宅サービス計画が必要となる。療養者や家族の状況に合わせて定期的に計画に組み入れ，家族が休養する期間をとることが大切である。また，医療機関への短期入院が必要である場合には，協力医療機関へ連絡をとり，速やかに入院の手続きをとり，療養者が安心して医学的治療を受けられる環境をつくること，また緊張した介護環境から家族を解放することが大切である。

在宅療養では，家族形態の変貌，家族介護力の低下から在宅療養を続けることが困難になることもある。在宅における看護援助は，療養者のみならず家族も含めたアセスメントが必要である。レスパイトサービスを受けることは，在宅療養を続けるうえで療養者にとっても介護者にとっても有意義であることを理解してもらい，療養者も介護者も安心してこのサービスが受けられるようケアネットワークを充実させることが不可欠である。(**図 2.3**)

2.5.2 キネステティクの概念を応用した体位変換・移動技術
〔1〕 はじめに

住み慣れたわが家で家族とともに日々を過ごすということは，本来一人の人間として生活していくにあたり至極当然のことである。しかし高齢者や障害者は，この当然のことに引け目を感じてしまい勝ちであり，それゆえに施設での療養を選択せざるを得ない状況に自分を追い込んでしまう人もいる。これは，人にはできるだけ迷惑をかけたくないという思いからであり，せめてそうすることによって自分の尊厳を保ちたいという気持ちを誰しもが少なからずもっているからである。

在宅療養を選択した場合，家族などの介護者は，このような，人の負担になりたくないという気持ちを介護される側（高齢者や障害者）がもっていることを知り，その気持ちにも配慮してケアに当たらなければならない。介護するにあたっては，介護される側の心理的・身体的負担が少ないことばかりに目が向き勝ちであるが，それと同時に，介護者の負担が少ないことも重要である。介護者の負担は，介護される側の心理的負担であり，またもちろん，介護者の負担があれば介護の継続が難しくなる。そのため，両者にとって，介護の負担を軽減するという視点が大切である。

本項では，在宅で欠かせない援助技術である体位変換・移動の技術に関し，介護者の身体

的負担が少なく，ひいては介護される側の負担も少ない方法について説明する。

〔2〕 キネステティクの概念を応用した動きの介助

（a） キネステティクの概念とは　　キネステティク（kinästhetik）とは，動きという意味のギリシア語 kinesis と，感覚・知覚という意味のギリシア語 aisthesis からなる合成語で，「動きの感覚」という語源である。「動きの感覚」という言葉も耳慣れない言葉であるが，例えば，言語的なコミュニケーションがとれない人とどうにかしてコミュニケーションをとろうとしたときに，身体的な接触や，その間（ま）を用いる。そのときに使う感覚が動きの感覚である。

行動サイバネティクスの博士号をもちモダンダンスのダンサーでもある Frank Hatch 氏と，臨床心理学の博士号をもちアメリカとヨーロッパの臨床分野で働いていた Lenny Maietta 女史という二人のアメリカ人が，重度障害児童の教育とリハビリテーションに動きの感覚を使用したのが最初で，解剖学，生理学，物理学，臨床心理学，発達心理学，精神医学，行動科学，そしてダンスの知識と経験がつぎ込まれ，1980年代に学問として体系化されたのがキネステティクである。

そして，動きの概念であるキネステティクを，彼ら二人とともに患者の介助と結び付けたのが，スイス人のナース Suzanne Schmidt 女史であり，一緒に看護に携わっていたスイス人ナースの Heidi Bauder-Miβbach 女史は，VIV-ARTE という組織をつくって，看護に応用したキネステティクの普及のために，ヨーロッパにてセミナーを行っている。

（b） キネステティクの概念における人の自然な動き

① キネステティクの概念における体のとらえ方（図 2.4）　　キネステティクの概念においては，身体は荷重部と可動部から成り立っていると考える。荷重部とは，それ自体が重さをもっているところで，大きくは，頭部・上半身・骨盤部・左右の上肢・左右の下肢を指す。可動部とは，身体を曲げることのできるところ，つまり，荷重部と荷重部をつなぐ関節部のことであり，頸部・ウェスト・肩関節・股関節を指す。もっと細かく区別するならば，すべての関節の両側を荷重部，各関節を可動部ともいえるが，わかりやすく考えるために，まずは図 2.4 のように，七つの荷重部とそれをつなぐ可動部からなると考える。

そのうちの荷重部1箇所だけを動かしてみると，隣接する可動部を通して，つねに他の荷重部も連動して動いている。例えば，右下肢だけを動かそうともち上げたとしても，股関節を通して骨盤が動き，するとその動きは胸部にも届く。そのため，右下肢という荷重部一部分だけが動くわけではない。このことから，人の自然な動きにおいては，一つの荷重部のみの動きというものはあり得ないことがわかる。

つまり，自然な身体の動きとは，全身の動きとしてとらえなければならないというこ

■ = 可動部
1〜7 = 荷重部

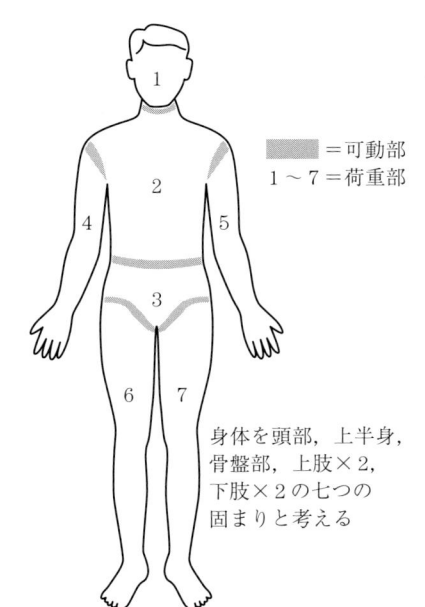

身体を頭部，上半身，骨盤部，上肢×2，下肢×2の七つの固まりと考える

図 2.4 キネステティクの概念における体のとらえ方

とである。

② **らせんの動き**　普段，人は重力に反して動いている。寝ている姿勢からの起上り，立上り，歩行というような動作は，みな重力に反している。そのような中で人がどのように動いているかを考えてみると，例えば仰臥位から長坐位になるためには，前方にまっすぐに起き上がるのではなく，弧を描くようにして起き上がると（**図 2.5 〜図 2.9**）無理なく起き上がることができる。

よって，重力に反した自然な動きは，らせんの動きになっていることがわかる。

③ **体重の移動**　らせんの動きではなぜ無理なく起き上がることができるのかと考えると，途中で身体が向いたほうの右腕（図 2.7），つまり荷重部にいったん体重を移し，その後，頭部の重みが移動して身体が起き上がってくるのに伴い，先ほど腕に移した体重を元の骨盤に戻す（図 2.9）という体重の移動を，無理なく行っているからである。

つぎに，人は移動するときどのように動いているか，図 2.10 のように坐位のまま前方へ移動するときを例にとって見てみる。後方から撮ったものが上 2 枚，横から撮ったものが下 2 枚であり，左 2 枚と右 2 枚はそれぞれ同時である。このように，体重を左右に移動させることによって重心を左右のどちらかに移し，体重をかける部分を片側につくることで，反対に体重がかかっていない部分をつくり，そこを前方に動かす。つぎにその前方へ動いた部分にまた体重を戻す。というこれらの一連の動作によって，徐々に身体全体を動かしていることがわかる。

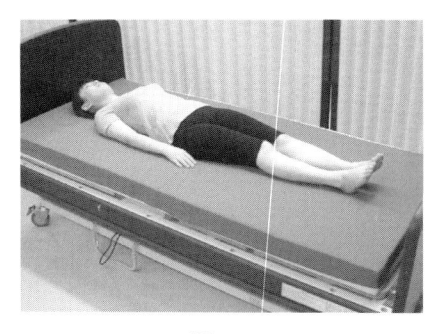

図 2.5

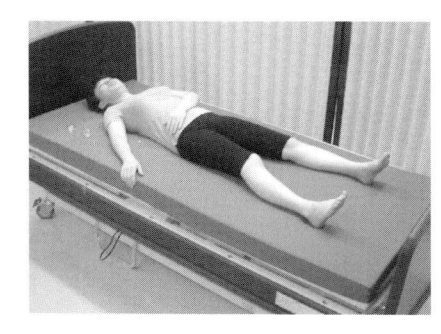

図 2.6

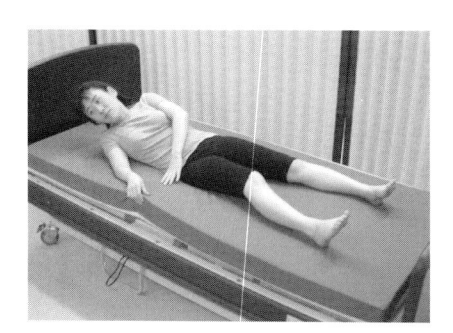

図 2.7

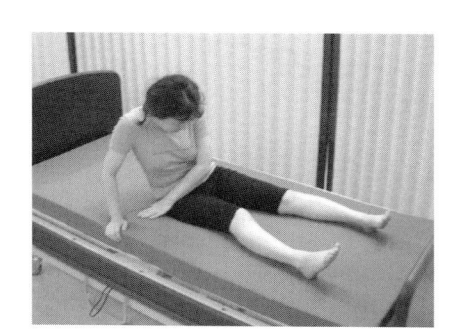

図 2.8

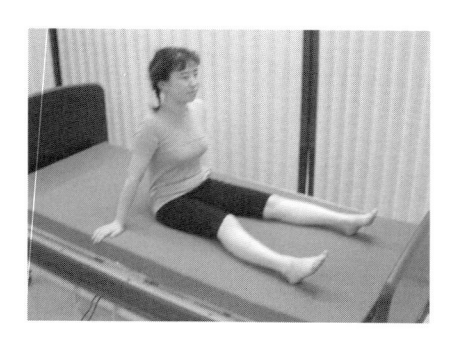

図 2.9

(c) キネステティクの概念を応用した動きの介助

① **高齢者・介護者・環境のバランスを考慮する**　ここで，動きの介助へのキネステティクの応用を考える。キネステティクにおいては，介護者と介護される側である高齢者や障害者（以下，本稿では代表して「高齢者」を用いる）の両者の力の関係とスピードが均一であることが大切である。例えば介護者の介助する力が強かったり，強引だったりすると，高齢者はその大きな力で押されたり，無理に動かされたりすることになる。あるいは介護者の力が弱いと，高齢者は反対に大きな力を出さなくてはいけないことになる。また，スピードに関しても同様で，高齢者の動きのスピードにとって介護者の介

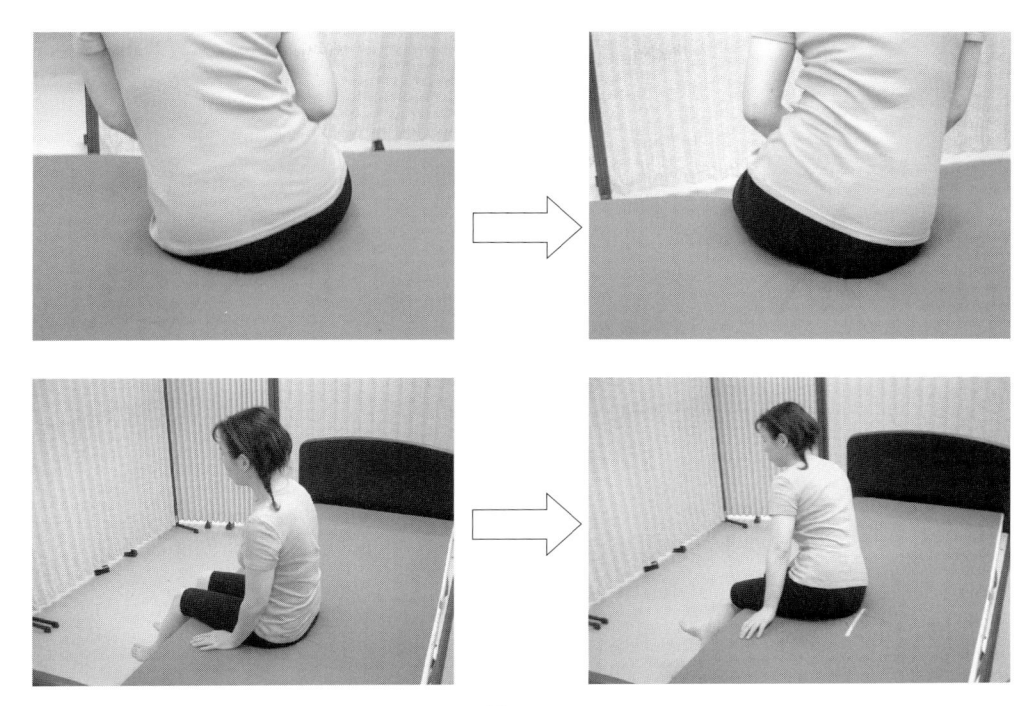

図 2.10

助が速過ぎると，高齢者は引きずられることになるが，介護者が遅過ぎると，高齢者は思うような動作ができない。両者のバランスがとれていると，たがいの余分な力や無駄な動きは要らない。動きを同調させることが大切であり，これが両者にとって身体の負担の軽減につながる。

そのためには，高齢者・介護者両者の状況を踏まえる必要がある。いままで，バイタルサインをはじめとした高齢者の健康状態のみをもとに介助の計画を考え勝ちであったが，それだけではなく，腰痛の程度といった介護者自身の体調，また高齢者と介護者の体格の差などについても踏まえるべきである。

さらに，介助する場の環境も考慮する必要がある。ベッドと壁の位置関係により，ベッドの片側にしか入れないという場合や，十分なスペースがない場合など，そのような環境も含めた計画を考える必要がある。

つまり，高齢者・介護者・環境のバランスを考慮に入れ，その都度介助の計画を見直すということが重要である。

② **コミュニケーションを図る**　　上記のバランスをとるためには，高齢者・介護者たがいのコミュニケーションがとれていることが前提である。この相手とバランスをとりながら一緒に動きたい，と両者が思わない限り，相手と合わせることは不可能である。こ

の人だったら身を任せられる,という安心感,専門職としての信頼関係の構築は,一朝一夕ではなし得ないため,普段からのコミュニケーションが大切であることがわかる。

③ **高齢者の動きのアセスメント**　高齢者が,それまで自由に自身で歩いたり動いたりしていたときと同じ動きを再現できることが,本人にとっての自然な動きである。一人一人の立居振舞いが異なるように,同じ動作でも姿勢や動きは一人一人異なる。まして,加齢に伴い動作が緩慢になったり,なんらかの障害部位を抱えたりした場合を考えれば,動き方が千差万別であることの理解は容易である。そのため,本人にとっての自然な動きがどのような動き方なのか,また,残存している運動能力はどの程度なのかをその都度アセスメントしていくことが必須である。

キネステティクの概念を応用した動きの介助では,例えば現在は麻痺の部分があったとしても,その部分の動きや連動して動く全身の動きを介護者が上手に介助することによって,高齢者が以前と同様の動きで動けるようになるということ,つまり,動きに関するリハビリテーション,自立が目標である。今後運動能力が低下していくと予測される高齢者にこの動きを早くから取り入れると,寝たきりの予防にも応用できる。

〔3〕　キネステティクの概念を応用した体位変換・移動技術
（a）　動き方の原則
① **動作前にインフォームドコンセント**　いままで説明してきたキネステティクの概念を,体位変換・移動技術に応用する。コミュニケーションが大切であることは前に述べたが,体位変換・移動を行うときのコミュニケーションとは,まずしっかりとこれから体位変換を行う旨をオリエンテーションし,どちらの方向にどういう動作で動くのかを説明して高齢者の了解を得ることである。つまり,動きに関するインフォームドコンセントである。ここでいう「オリエンテーション」とは,口頭で説明するだけでなく,言語的なコミュニケーションがとれない人の場合は特に,身体的な接触によりこれからの動きを説明することが有効である。なぜなら,これから動くという感覚を,実際にこれから動く身体の部分が感じることを援助するからである。具体的な接触によるオリエンテーションの方法については後述する。

② **荷重部を支え,可動部をフリーに**　身体は重さをもっている部分である荷重部と,関節部分である可動部に分けて考えることができ,一つの荷重部を動かすと,可動部を通して隣接する荷重部が連動して動く。一つ一つの荷重部が順番に動くことで全身が動くのが身体の自然な動きであるので,それを介助するべく,その高齢者のスピードに合わせて身体の一部分ずつが順番に動くようお手伝いする。

　このとき,介護者は高齢者の可動部をつかんではならない。関節部分である可動部は,2軸方向,3軸方向に自由に動いたり回転したりするようになっているので,介護

者が可動部をつかんで動かすことは，高齢者の自然な動きを妨げることになるからである．また，誤って可動部をつかんでしまうと隣接する二つの荷重部の重さをいっぺんに抱えることになり，介護者は重くて動かしにくくなってしまう．一つ一つの荷重部を支え，順番に動くように介助することで，高齢者の自然な動きを再現することができる．

③ **十分なスペースを使い，らせんの動きをする** 介護者が自然な動きであるらせんの動きで介助するためには，自分の体重を移動させることにより生じた力を高齢者の体重移動に使うことが必要である．そのため，介護者が自分の体重を移動させることが可能な，十分なスペースが必要である．もしスペースが使えないと，介護者は自分の体重移動ではなく腕の力のみを使って高齢者を動かそうとしてしまうため，両者に無理な力がかかってしまう．十分なスペースが使えるよう環境を整備したり，あるいはスペースがどうしてもとれない場合には，その環境に合った無理のない方法を考えたりしたうえで，介護者自身も高齢者もらせんの動きになるように動きを介助する．

(**b**) **体位変換・移動技術の実際** 仰臥位から端坐位への体位変換を例にとって説明する．**図 2.11〜図 2.22** において，ベッド上が模擬高齢者，その左側で介助しているのが介護者の設定である．

① **インフォームドコンセント**（図 2.11） これから行う動きについて，高齢者に口頭で説明する．このとき，説明に対する理解力と自身で動くことができる運動能力があれば，動きに関するリハビリテーション・自立の目標の下，動ける部分は本人に動いてもらい，できない部分を介助する．図 2.11 では全介助を要する高齢者への援助を想定して，手を握ってこれから動く方向に上肢を動かしている．このような介助一つ一つが，高齢者にとっては，身体的な接触による動きのインフォームドコンセントになっている．そして介護者は，単に動きの介助をするにとどまらず，同時に高齢者の運動能力をアセスメントしながらの介助を心がけるべきで，そのアセスメントは，つねにつぎの瞬間の介助へ生かすようにする．

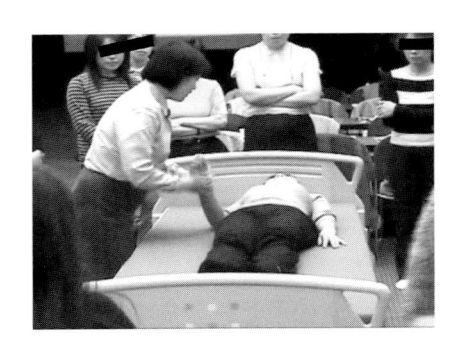

図 2.11

52   2. 在宅における看護援助の基本

② **仰臥位から右側臥位までの介助**（図 2.12〜図 2.16）　高齢者自身が一人で動こうとしたときにする動きを再現するように，まずはこれから動く方向（右）と反対側（左）の下肢の膝を立てる（図 2.12）。このとき膝関節や足関節はフリーにし，その両側である荷重部を支えるようにする。図 2.13 では足の甲をベッドに押し付けているが，これは，足底にベッドを感じさせ足で床を踏む感覚を思い出させることで，側臥位になる自然な動きを意識させる動きのインフォームドコンセントの一環である。つぎに，股関節を伸展させるために大腿部をベッドの足方向に引く（図 2.14〜図 2.15）が，介護者は腕の力でそうするのではなく，自身の足を前後に開き，前足から後ろ足に体重を移動させる動きを利用して高齢者の動作を起こす。これにより両者は力を入れずに一緒に動くことができる。高齢者の体は，荷重部が連動して動くことで徐々に側臥位になっているが，図 2.16 では背中をさすることでその部位の筋の緊張をほぐし，背中

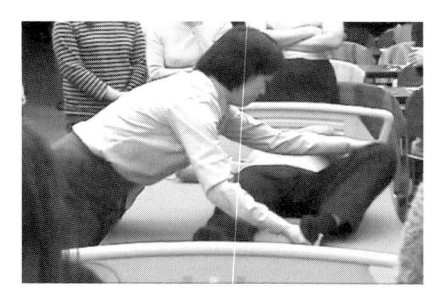

図 2.12

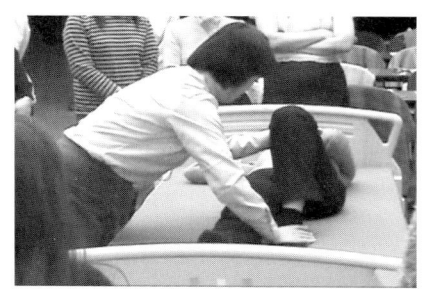

図 2.13

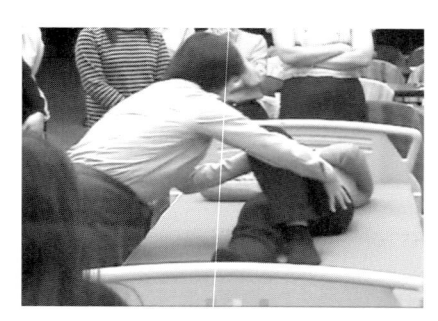

図 2.14

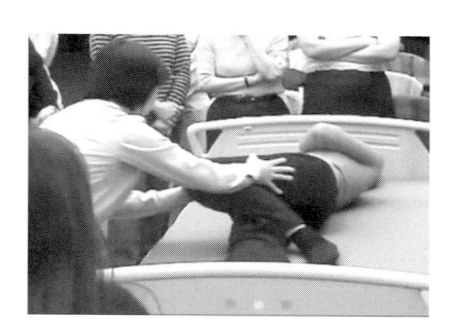

図 2.15

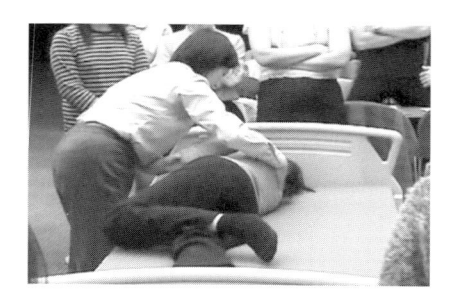

図 2.16

がベッドから離れて側臥位になっている感覚を意識させている。

③ **側臥位から端坐位までの介助**（図 2.17 ～ 図 2.20） 荷重部を支えて両下肢をベッドから下ろし，高齢者の右ひじ，左手をベッドに付けて，端坐位になる準備をする（図2.17）。起き上がるために，介護者は高齢者の首の下から左手を入れて肩甲骨辺りを支え，肩幅程度に開いた左足から右足へと体重移動させるのに伴い，右手は上肢から骨盤までをなでるように下ろしていく（図 2.17 ～ 図 2.20）。これは，高齢者自身が起き上がる動作を再現するように，本人の体重を右ひじ → ベッドについている左手 → 骨盤へと移動させるための動きである。つまり，高齢者の体重は介護者にはかからない。このとき，高齢者と介護者は一緒にらせん状に動いている。

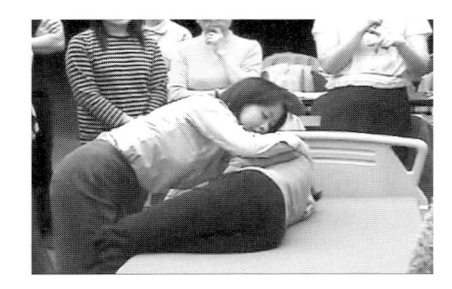

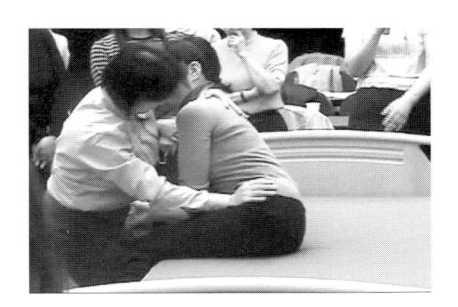

図 2.17 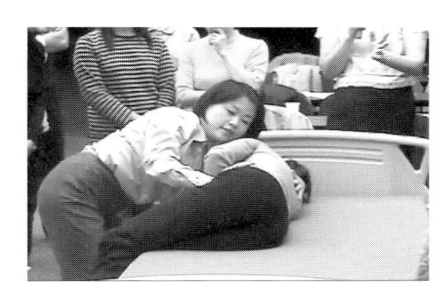 図 2.18

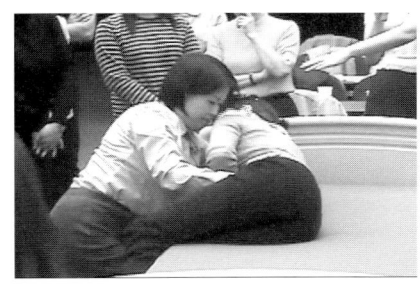

図 2.19 図 2.20

④ **姿勢の調整**（図 2.21，図 2.22） 図 2.21 では体は起き上がったばかりで支えがないと坐位を保てないが，両手をベッドにつき背筋を伸ばすことで高齢者の両骨盤が上半身の体重を支えることを意識させると，図 2.22 のように支えなしに高齢者一人で坐位を保てる。

〔4〕 おわりに

キネステティクの概念を応用した介助は，こうしなければならない，というハウツーではないので，決められた方法はない。キネステティクの概念に則ったものであれば，その介助の方法はいくらでもあり，また，どのように行ってもよいといえる。高齢者・介護者の身体

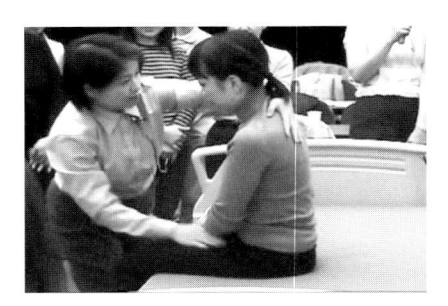

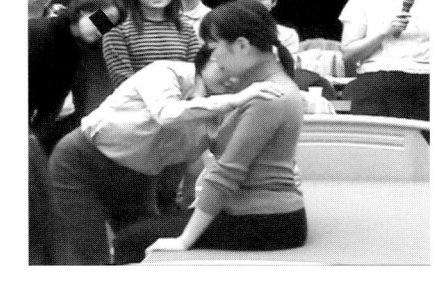

図 2.21　　　　　　　　　　　　　　　図 2.22

に，そして環境的に無理がないよう，試行錯誤を経て，その場に応じたやり方が決定される。ベストプラクティスを探し出すには時間がかかるが，その過程を通して，介護する側・される側の両者がコミュニケーションを図り，たがいを尊重できる関係を構築できることが望ましい。

③ 医療依存度の高い患者の看護

3.1 在宅酸素療法

〔1〕 はじめに

　医療技術や機器の進歩，在宅療養指導管理料の算定や入院期間の短縮化などの流れを受けて，医療依存度の高い患者が自宅での生活を選択することが以前よりも増加してきている。中でも在宅酸素療法は，1985年の健康保険の適用以来急速に普及し，現在患者数は10万人と推定され，なお増加が続いている。

　これを受けて医療従事者は，患者自身や家族が安心して療養生活を送れるように，フォローアップしていく必要がある。在宅での看護の中心は，生活上の工夫やトラブル時の対応など，患者のセルフケア能力に働きかけそれを高める指導を行うことであり，また家族の介護力も見据え，それらに合った支援をその都度行っていくことが大切である。

〔2〕 **在宅酸素療法とは**

（a）**概要・目的**　在宅酸素療法とは，自宅に酸素供給装置を設置し，自宅で必要時あるいは24時間酸素吸入をすることで，通称 **HOT**（home oxygen therapy）と呼ばれている。慢性呼吸不全患者の中で，病状が安定しているが継続的な酸素吸入が必要な患者について，自宅での酸素投与によって在宅療養・社会復帰を可能にできる。

　在宅酸素療法の目的は大別して二つである。一つは，酸素吸入を続けることで，低酸素血症を改善し息切れ感を消失あるいは軽減し，生活活動の範囲を広げるということである。もう一つは，たとえ呼吸困難がなくても，慢性的な酸素不足のために起こる肺高血圧，肺性心の発生あるいは進行を予防することである。とりわけ肺高血圧のある患者では，肺性心の進行を少しでも抑えることが余命を左右するので，特に大切である。

（b）**適応**　在宅酸素療法の適応基準は，**表3.1**のとおりである。

　在宅酸素療法を行っているのは大部分が慢性呼吸不全の患者で，その基礎疾患は肺気腫，慢性気管支炎，びまん性汎細気管支炎，気管支喘息，肺線維症，肺結核後遺症などである。

表 3.1 在宅酸素療法の適応基準（厚生労働省 平成 14 年 4 月現在）

---
① 対象疾患は，高度慢性呼吸不全例，肺高血圧症，チアノーゼ型先天性心疾患で安定した病態にある者。
② 動脈血酸素分圧が 55 Torr 以下の者，および動脈血酸素分圧 60 Torr 以下で睡眠時または運動負荷に著しい低酸素血症を来す者。
③ 医師が在宅酸素療法が必要かつ適切であると判断した患者について，療養上必要な事項について適切な指導を行い，医学的管理を十分行い，かつ在宅酸素療法の方法，注意点，緊急時の措置に関する指導を行った者。

---

〔3〕 酸素供給装置

わが国では，酸素濃縮器が主流である。酸素濃縮器はその濃縮機序により膜型（膜分離方式）と吸着型（吸着分離方式）の 2 種類に分かれるが，現在装置の約 80 〜 85 ％は吸着型が占めている。酸素濃縮器の例が**図 3.1** である。

また，通院などの外出時に使用する携帯用酸素ボンベの例が**図 3.2** である。

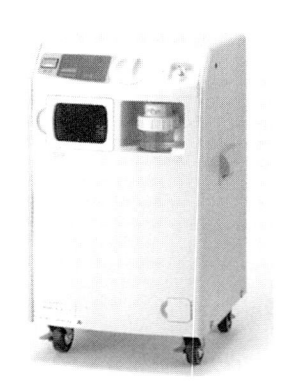

図 3.1 酸素濃縮器の例（ハイサンソ TO-90-2L/帝人，「在宅酸素療法の手引き」より抜粋）

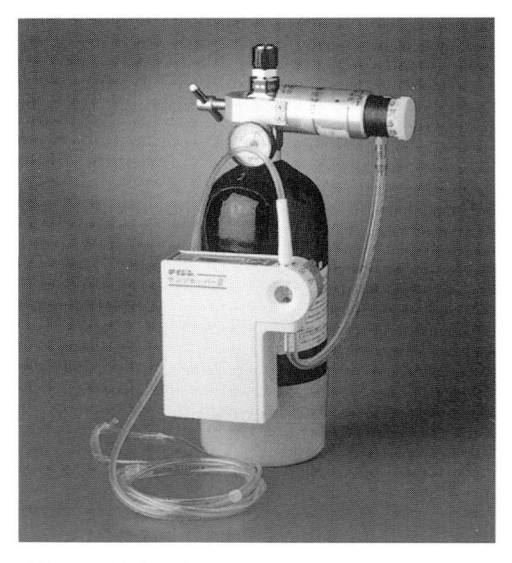

図 3.2 携帯用酸素ボンベの例（サンソセーバー＋ウルトラトレッサ/帝人，「在宅酸素療法の手引き」より抜粋）

〔4〕 費用負担

診療報酬点数は，酸素濃縮器と携帯用酸素ボンベを使用した場合，在宅酸素療法指導管理料を含めて合計 9 200 点であるが，在宅酸素療法では健康保険が適用されるため，その 1 〜 3 割が実際の費用負担である。また，老人医療あるいは身体障害者 3 級以上の適用者は，外来自己負担分の費用負担となる（**表 3.2**）。

この他，自宅での酸素濃縮器使用に伴う電気代として，24 時間使用の場合に 3 000 円〜 6 000 円，加湿器用精製水を使用した場合，その精製水購入代金数百円が自費での負担であ

表 3.2 費用負担（酸素濃縮器と携帯用酸素ボンベを使用した場合，1箇月当り）

診療報酬点数		
	酸素濃縮器	5 500 点
	携帯用酸素ボンベ	1 200 点
	在宅酸素療法指導管理料	2 500 点
	合計	9 200 点
費用負担		
	医療保険適用分	
	健康保険（1 割負担）	9 200 円
	健康保険（2 割負担）	18 400 円
	健康保険（3 割負担）	27 600 円
	老人医療	外来自己負担分
	身体障害者 3 級以上	外来自己負担分
	自費分	
	酸素濃縮器電気代	3 000 円～6 000 円*
	加湿器用精製水代	0 円～500 円

* 24 時間使用。

る。

〔5〕 社 会 資 源

在宅酸素療法患者が利用できるサービスには，以下のようなものがある。

① **身体障害者福祉制度**　身体障害者福祉法に基づき，**表 3.3** に掲げる障害程度に該当すると認定された患者に対して障害者手帳が交付され，等級に応じたサービス（例として**表 3.4** 参照）が利用できる。呼吸器に関するものは 1 級，3 級，4 級の三つであ

表 3.3　身体障害者障害程度等級表

1 級	呼吸困難が強いため歩行もほとんどできないもの 呼吸障害のため指数の測定ができないもの 指数が 20 以下のもの 動脈血酸素分圧が 50 Torr 以下のもの
3 級	指数が 20 を超え 30 以下のもの 動脈血酸素分圧が 50 Torr を超え，60 Torr 以下のもの またはこれに準ずるもの
4 級	指数が 30 を超え 40 以下のもの 動脈血酸素分圧が 60 Torr を超え，70 Torr 以下のもの またはこれに準ずるもの

〔注1〕　上記条件のいずれかに合致した場合認定される。
〔注2〕　上記の指数とは，予測肺活量 1 秒率のことで，1 秒量÷予測肺活量×100 である。
この予測肺活量とは，正常体であれば当然あると予測できる肺活量のことで，計算式は
男：$(27.63 - 0.112 \times 年齢) \times 身長 \,[\mathrm{cm}]$
女：$(21.78 - 0.101 \times 年齢) \times 身長 \,[\mathrm{cm}]$

3. 医療依存度の高い患者の看護

表 3.4 身体障害者障害手帳程度別該当事業[6]

		1級	3級	4級
医療助成	心身障害者医療費の助成	○	○	
	ひとり親家庭医療費助成	○		
	更正医療	○	○	○
	育成医療	○	○	○
	心身障害者口腔保健センター	○	○	
	身障手帳用診断書費用の助成	○	○	
福祉手当など	心身障害者福祉手当	○		
	障害児福祉手当	○		
	特別障害者手当	○		
	重度心身障害者手当	○		
	特別児童扶養手当	○	○	
	障害手当	○		
	育成手当	○		
年金	心身障害者扶養年金	○	○	○
	障害基礎年金	○	○	
	障害厚生年金など	○	○	
介護サービスなど	ホームヘルパーの派遣支援費制度	○	○	○
	家事援助サービス	○	○	○
	入浴サービス	○	○	○
	出張調髪サービス	○		
	寝具乾燥消毒・水洗い	○		
	紙おむつの支給	○		
	緊急一時保護	○		
	短期入所	○	○	○
	緊急通報システム	○	○	
	選挙公報の郵送	○	○	○
	郵便による不在者投票	○	○	
	代理・点字投票	○	○	○
用具など	日常生活用具・設備改善費の給付	○	○	
交通	JR・私鉄旅客運賃の割引	○	○	○
	都営交通・民営バスの割引	○	○	○
	航空運賃の割引	○		
	車椅子の貸出し	○	○	○
	リフト付き福祉タクシー	○		
	自動車燃料費助成福祉タクシー	○		
	タクシー料金の割引	○	○	○
	自動車運転免許の無料教習	○	○	○
	運転免許教習費の補助	○	○	○
	有料道路の割引	○	○	
	フェリー旅客運賃の割引	○	○	○
	駐車禁止の対象除外	○	○	

表3.4 (つづき)

		1級	3級	4級
公共料金	テレビ受信料の減免	○	○	○
	官製はがきの無料配布	○		
	自動車駐車場の登録手数料減額	○	○	○
	電話料金の助成	○		
	携帯電話使用料などの割引	○	○	○
仕事	心身障害者職能開発センター	○	○	○
	国立職業リハビリテーションセンター	○	○	○
	職場適応訓練	○	○	○
	生活福祉資金	○	○	○
	リフト付きワゴン車貸出し	○	○	○
住宅	都営住宅抽せん優遇制度	○	○	
	単身者向け都営住宅募集	○	○	
	単身者用車椅子使用者向け都営住宅募集	○		
	都営住宅使用料の特別減額	○		
	公団抽せん優遇制度	○	○	○
	住宅修築資金あっせん（特別融資）	○	○	
	民間賃貸住宅家賃などの助成	○	○	
税の軽減	所得税・住民税の障害者控除	○	○	○
	軽自動車税・自動車税・自動車所得税の減免	○	○	
	個人事業税の減免	○	○	○
	贈与税の非課税	○		
	相続税の軽減	○	○	○

〔注〕居住地の区市町村により事業内容は異なる。

る。

② **障害年金** 国民年金・厚生年金の加入者は，障害の等級に応じた障害年金が給付される。

③ **労働者災害補償保険法** 業務上の疾患として認定（じん肺症）されたものに適用される。

④ **介護保険で利用できるサービス** 要支援・要介護と認定された患者が，その等級に応じてサービス（例として**表3.5**参照）を組み合わせて利用できる。

表3.5 介護保険で利用できるサービス

・訪問看護	・日常生活用具の貸与
・訪問介護	・短期入所生活介護/短期入所療養介護
・訪問入浴介護	・居宅療養管理指導
・訪問リハビリテーション	・日常生活用具購入費の支給
・通所介護	・住宅改修費の支給
・通所リハビリテーション	

⑤ **高齢者福祉サービス（区市町村によるサービス）** 居住地の区市町村が実施する配食，おむつ費用助成などのサービスを利用できる。

⑥ **保健サービス** 居住地の区市町村の保健所・保健センターが行っている活動に参加，あるいは保健師の訪問指導を受けることができる。

〔6〕 在宅での日常生活上の工夫の指導

日常生活における各側面について，どのような点に気を付けていればよりよい療養生活を過ごせるかあらかじめ患者と家族に説明しておくことによって，患者本人が選択し，工夫して生活に組み入れることができる。以下の側面のような，基本的な生活上の指導がまずは大切である。

① **病状の管理** 日常現れやすい症状観察のポイント（呼吸不全症状，心不全症状），定期受診，急性増悪時の医師・訪問看護師への連絡方法

② **風邪の予防** うがい，手洗い，マスク，室温湿度の調整，風邪を引いた人からの隔離，予防接種

③ **呼吸法，排痰法** 腹式呼吸，口すぼめ呼吸，パニック呼吸，咳ばらい，体位ドレナージ，禁煙

④ **外出，運動** 歩行による筋力低下予防，無理のない運動

⑤ **便秘の予防** 排便の習慣づけ，排便を促す食品，排便時の呼吸法，下剤

⑥ **食事** バランスのとれた食事，減塩，むせないような調理法，買い物の協力者を見つける，義歯の管理

⑦ **入浴** 病状に合わせた保清方法，保温

⑧ **睡眠** 安眠の環境整備

〔7〕 在宅で起こりやすいトラブルとその予防・対策

在宅で起こりやすい問題について，以下に4項目に分けて挙げ，それぞれの原因と予防・対策法を示した。在宅酸素療法の患者をサポートする看護職者は，フォローアップしていくときにはこれらの点について特に注意して観察し，指導していく必要がある。

（a） 身体症状に関して

低酸素血症……身体の組織や器官に酸素が十分取り入れられない状態

原　　　因：酸素吸入量・吸入時間の不足，フィルターの汚染，鼻カニューラの詰まり

予防・対策：① 酸素吸入量・吸入時間の指示を守るよう繰り返し説明する。
　　　　　　② 酸素療法が確実に行えない原因を把握する。
　　　　　　③ 定期的に酸素供給器のフィルターの清掃や交換をする。
　　　　　　④ 鼻カニューラの詰まりを除去する。
　　　　　　⑤ 酸素吸入量を通常より0.5～1.0 l/分程度上げて腹式呼吸を促す。

高炭酸ガス血症……体内に産出される二酸化炭素の排出が十分にできない状態
原　　　因：指示量以上の酸素の吸入
予防・対策：① 酸素吸入量・吸入時間の指示を守るよう繰り返し説明する。
　　　　　　② 酸素療法が確実に行えない原因を把握する。
　　　　　　③ 酸素吸入量を通常量に保ち，口すぼめ呼吸を指導し，呼気時に胸部を圧迫し二酸化炭素の排出を促す。

呼吸器感染症
原　　　因：感冒罹患，不潔な加湿器（水）・鼻カニューラ
予防・対策：① 風邪の予防（急性増悪の原因のトップ）を徹底する。
　　　　　　② 風邪を引いたと気づいたらすぐに医師の診察を受けるよう指導する。
　　　　　　③ 主治医と相談し，インフルエンザの予防接種を受けるよう指導する。
　　　　　　④ 適度の運動や活動をし，体力の低下を防ぎ，精神的な活力をつける。
　　　　　　⑤ 加湿器の洗浄や水の交換をきちんと行い，清潔な鼻カニューラを使用するよう指導する。
　　　　　　⑥ 排痰を十分に行うよう指導する。
　　　　　　⑦ 日常の生活動作に腹式呼吸を取り入れるよう指導する。

（b）　酸素療法に関して

気道粘膜（鼻粘膜・口腔内）の損傷
原　　　因：不適切な鼻カニューラの固定位置，高酸素吸入量，長期間の酸素吸入，不潔な加湿器
予防・対策：① 酸素吸入量・吸入時間の指示を守るよう繰り返し説明する。
　　　　　　② 鼻腔粘膜の乾燥を和らげるリザーバ付きカニューラの装着や十分な加湿を指導する。
　　　　　　③ 鼻カニューラの装着・除去を丁寧に行うよう指導する。

皮膚の損傷
原　　　因：塩化ビニールアレルギー，鼻カニューラの同一部位への固定・圧迫刺激
予防・対策：① 鼻カニューラの塩化ビニールアレルギーの有無の確認
　　　　　　② 鼻カニューラの同一部位への固定を避け，固定方法を工夫する。

酸素療法に対する不安や抑うつ，抵抗感
原　　　因：酸素供給器につながれた状態であることから生じる不自由さや拘束感による苦痛，鼻カニューラを付け酸素ボンベを引く姿が人目に触れることの恥ずかしさ，酸素ボンベ使用による外出場所や乗物・外出時間の制限，外出の機会や人との会話の減少

予防・対策：① 酸素療法の必要性，身体・社会・心理面の効果について説明する。
② 周囲の目を気にすることから閉じこもりにならないよう，家族とともに精神的サポートを行いながら，前向きに解決する。
③ 適切な酸素吸入や日常生活の工夫で行動範囲を拡大する。
④ いつでもなんでも相談しやすい信頼関係を構築する。

酸素療法の自己中断

原　　　因：酸素療法の必要性の理解不足，酸素療法継続に対する抵抗や拒否
予防・対策：① 酸素療法の必要性，身体・社会・心理面の効果について説明する。
② 相手の立場に立ち，話をじっくり聴く。
③ 身体の状態を正しく理解し，酸素療法が受け入れられるように支援する。

（c）介護に関して

介護者の疲労

原　　　因：介護負担
予防・対策：① 介護者の介護疲れを早めにキャッチする。
② 介護者の介護に対する思いをあるがままに受け止める。
③ 介護者と一緒に看護計画を立案する。
④ 在宅支援サービスを紹介・利用し，介護の負担軽減を図る。
⑤ 家族の特性を踏まえ，介護の方法や考え方について指導する。
⑥ 患者のセルフケア能力を高め，自立を促す。

（d）酸素供給装置取扱いに関して

転　倒

原　　　因：酸素供給装置につねにつながれた状態であることによる動きにくさ
予防・対策：① 延長チューブにつまずかないようにチューブの設置箇所を工夫する。
② 行動範囲の安全性のため室内の環境整備を行う。
③ ADL に応じた介助を行う。

熱傷・火災

原　　　因：不適切な火気の取扱い，喫煙，引火
予防・対策：① 炎が見えるものは 2 m 以内に置かないよう指導する。
② 火気・電気器具は 5 m 以内に近づけないよう指導する。
③ 酸素吸入状態で火気に近づくことは厳禁とする。
④ どうしても火気に近づかなければならない場合は，必ず酸素装置の電源を切り，酸素吸入を中断するよう指導する。

⑤ 酸素吸入中の部屋は禁煙とする（家族の協力を得る）。
⑥ 酸素ボンベ携帯時は，周囲の人にも火気厳禁に協力してもらう。
⑦ 火事になった場合は，ただちに酸素装置のスイッチを切り，酸素ボンベのバルブを閉めて避難するよう指導する。

凍 傷
原　　因：不適切な液化酸素装置（子容器）の充てん，容器バルブの凍結
予防・対策：① 液体酸素の充てんは，家族の協力を得て行うよう指導する。
　　　　　② 液体酸素装置から携帯用器に液化酸素を充てんするときは，凍傷予防のため革手袋を着用し，ふき出し口に手を近づけないよう指導する。
　　　　　③ 充てん時は液体酸素装置と携帯用器が必ず接続されていることを確認するよう指導する。
　　　　　④ 液体酸素に触れた場合は，局所に多量の水をかけて常温に戻すよう指導する。

酸素療法の中断
原　　因：電源やスイッチが入っていない，酸素流量が正しく設定されていない，加湿器が正しく取り付けられていない，酸素供給装置と鼻カニューラの間でチューブが折れ曲がったり詰まったり空気漏れがある，フィルターが詰まっている，酸素の残量がない，装置の故障，停電
予防・対策：① 酸素供給装置の使用・管理手順を見直し，不適切な操作について正しい方法を指導する。
　　　　　② 装置が作動しないときは，携帯用ボンベに切り替えるよう指導する。
　　　　　③ 装置に故障がある場合は，ただちに業者に連絡するよう指導する。
　　　　　④ 日々の操作チェックを怠らない，また業者による定期点検・保守管理を受けるよう指導する。

〔8〕 おわりに
　医療依存度の高い患者が自宅で過ごすということは，容易なことではない。しかし，自宅での酸素投与によって在宅療養が可能となる在宅酸素療法は，患者や家族にとっては大きな意義のある療法である。病状を的確に理解したうえで，それと向き合い，患者および家族が自信をもって毎日を過ごせるよう，医療従事者は個別性を重視してサポートしていく必要がある。

3.2 CAPD（連続携行式腹膜透析）療法

3.2.1 CAPDとは？

CAPD（continuous ambulatory peritoneal dialysis）とは，**連続携行式腹膜透析**ともいい，生体膜である腹膜を透析膜として利用する透析方法である。

腹膜は，中皮細胞で覆われた結合組織の被膜で，毛細血管やリンパ管が多数分布している。腹壁表面を覆う壁側腹膜と腹腔内諸臓器を覆う臓側腹膜からなり，面積は通常成人で約 $1.7 \sim 2.0 \, m^2$ と推定されている。この腹膜で囲まれる部分を腹膜腔（腹腔）といい，ここに透析液を注・排液するためのカテーテルが留置される。一般的なCAPDでは，このカテーテルを介して2 000 mlの透析液を腹腔に注液し，6〜8時間貯留後，排液する。この透析液バッグ交換を1日に3〜4回交換することにより，尿毒症性物質と体液の除去を行う。注排液は落差を利用して行う（**図3.3**）。

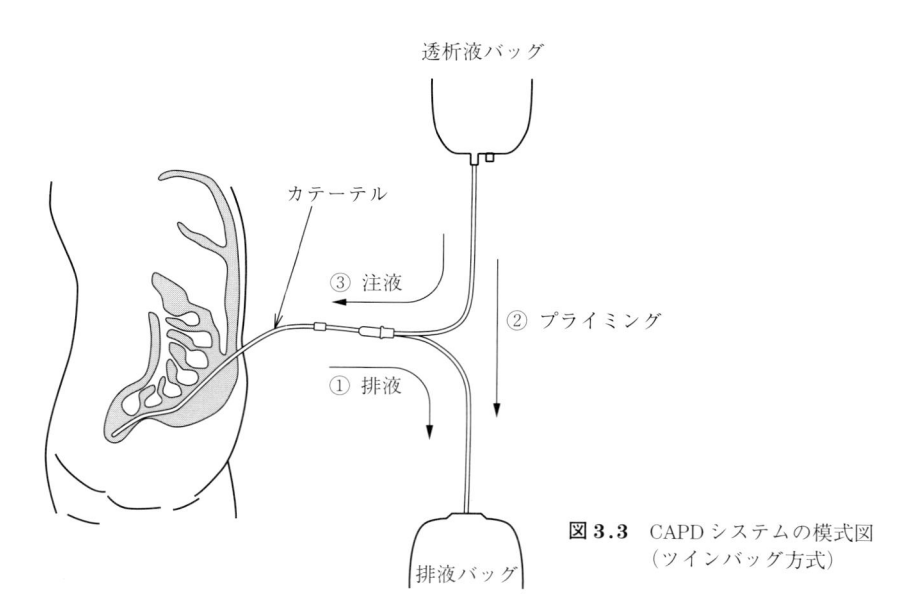

図3.3 CAPDシステムの模式図（ツインバッグ方式）

3.2.2 CAPDの基本原理

CAPDにおける物質移動の基本原理は拡散と限外濾過である。

〔1〕拡　散

溶質濃度が異なる溶液が半透膜を介して接した場合，溶質は高濃度溶液側から低濃度溶液側へ均一になるまで移動する。この現象を拡散という（**図3.4**）。

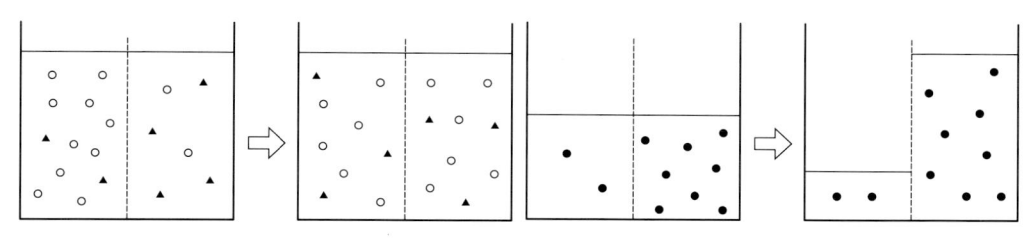

図3.4 拡散の原理　　　　　　**図3.5** 限外濾過の原理

CAPDでは，腹膜の毛細血管内血液と腹腔内に貯留した透析液間で拡散現象が生じる。身体に不要な物質を除去する場合には，透析液中の濃度を低く，または0に設定することにより毛細血管側から透析液側に移送され，逆に身体に補給する必要がある物質は，透析液中の濃度を高く設定することで毛細血管側へ移送される。

〔2〕 限外濾過

濃度の異なる溶液間を半透膜で境した場合，浸透圧較差が生じ，溶媒である水は低濃度溶液側から高濃度溶液側（高浸透圧側）へ移動する。この現象を限外濾過という（**図3.5**）。

CAPDでは浸透圧を高める物質（浸透圧剤）としてブドウ糖を透析液に添加し，身体側から余剰水分を透析液側に移動させ除去（除水）している。したがって透析液ブドウ糖濃度の濃いものほど浸透圧が高くなり，除水を増大させる。

実際の除水量の調節は，透析液交換回数，透析液糖濃度，貯留時間の変更などにより行われる。

3.2.3　CAPDの特徴

医学的メリットとして，CAPDは24時間連続して透析されている状態にあるため，体液の恒常性が一定に保たれ，心循環器系への負担も少ない。また，血液透析に比べて残存腎機能が比較的長く保たれ，水分制限が少なく食事制限も緩やかである。

社会的メリットとしては，特別な設備を必要とせず操作が簡便であり，通院回数も少なくて済むことから自由度の高い生活が可能である。

3.2.4　CAPDにおける問題点

〔1〕 カテーテル出口部・皮下トンネル感染の危険性

従来問題とされてきた，透析液バッグ交換時の不潔操作が原因による腹膜炎発症の危険性は，近年，無菌的に透析液バッグ交換ができるさまざまなシステムが普及し，ほぼ解決している。しかし，カテーテル出口部感染は，積極的な予防対策を図っているにもかかわらず高頻度に認められる。感染巣が皮下トンネル部まで進展した場合，遷延化し，まれに腹膜まで

波及し腹膜炎を発症することもある。

カテーテル出口部の消毒は1日1回，入浴後は必ず行うように徹底する。また早期の異常発見が以後の治療経過にも影響を及ぼすため，出口部の状態観察が重要である。

〔2〕 低 栄 養

CAPD患者は腹腔への透析液貯留による腹部膨満感や，透析液中の糖負荷による満腹感により食欲低下が起こりやすい。また，1日約5〜10gのタンパク質が透析液中に喪失しており，特に高齢者では低栄養状態に陥りやすい。

摂取量が不足している場合には，食事内容を見直し，調理方法や材料についてより細かな，食べやすくする指導が必要である。また，日中の液貯留量を減らすような透析処方や，食事中は排液しておくなどの工夫も有効な場合がある。

〔3〕 家族・介護者の負担

自己管理が困難な患者がCAPDを行う場合，1日4回の透析液バッグ交換やカテーテル出口部の消毒が家族・介護者にとって大きな負担となってくる。

自動腹膜灌流装置を使用し日中の透析液バッグ交換回数を減らす（図3.6），また，訪問看護をはじめとする各種サービスを効果的に利用するなどの，介護負担を軽減する工夫が必要である。

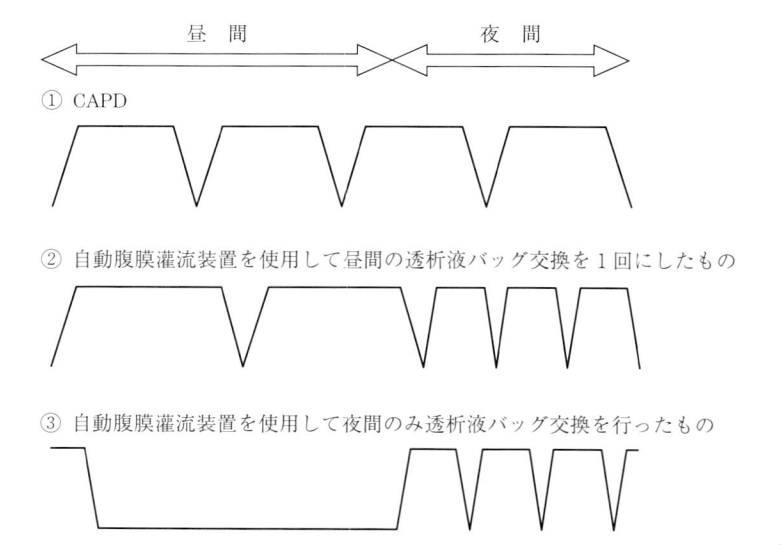

① CAPD

② 自動腹膜灌流装置を使用して昼間の透析液バッグ交換を1回にしたもの

③ 自動腹膜灌流装置を使用して夜間のみ透析液バッグ交換を行ったもの

※ 腹膜機能と残存腎機能を考慮したうえで適切な処方を組むよう注意する。

図3.6　透析処方の工夫

〔4〕 腹膜透析の限界

生体膜である腹膜には耐用年数があり，CAPDを行える期間にも限界がある。これは腹膜炎の罹患や，非生体適合性の透析液使用が腹膜を劣化させるためと考えられている。また，

数パーセントではあるが長期CAPD患者では**被囊性腹膜硬化症**（encapsulating peritoneal sclerosis，**EPS**）という深刻な合併症が見られている。

　少しでも長く安全にCAPDを継続するためには，日ごろから高濃度の透析液の使用を控える，腹膜炎予防に留意するなどの注意が必要である。また，CAPDの中止時期を誤らないために，経時的に腹膜機能をモニターすることも重要である。

　最近では，生態適合性に優れた中性透析液やブドウ糖に代わる浸透圧物質を使用した透析液が市販されており，CAPDの長期継続を可能にするものと期待されている。

3.3　コンチネンスケア

　コンチネンスとは，禁制が保たれている状態すなわち，尿や便が漏れずに排泄されている状態を指している。それに対して，尿失禁や便失禁が生じている状態をインコンチネンス（失禁）と表現する。したがってコンチネンスケアとは，尿や便を漏らさず排泄することを支援することと考えることができるが，在宅療養者の生活を考えると，便秘や尿閉も問題となることが多いため，ここでは，広く排泄障害ととらえてそのケアについて述べる。

　介護は多くの場合，その人が自分でトイレに行き排泄をし，その後始末をするということができなくなったときに始まる。ある高齢者は，骨折後，移動手段が車椅子になり，トイレに行くたびに家族の力を必要とするようになった。そしてそれを機に，ベッドから出ることが少なくなり，尿意があったにもかかわらずオムツの生活を始めたという。またある高齢者は，日中は一人になる生活をしていた。糖尿病性の壊疽で片足を失ってからは自室内を体を引きずりながら生活するようになり，日中のおむつ交換が十分にできないため，大転子部の褥創はつねに尿にさらされる状況となった。

　こうした例に見られるように，コンチネンスが保たれないという状況は，本人にとって心理的かつ社会的に大きな影響を与え，また衛生的な生活の継続も脅かすことになる。さらに後者の事例に見られるように，褥創の悪化という排泄とは直接関係しない健康問題にも影響を及ぼすこと，そして家族の生活様式にも変化をもたらすことにつながる大きなできごとなのである。コンチネンスケアに携わる者には，こうした広い視点に立った総合的なケア力が求められているのである。コンチネンスケアを考える方法として，尿失禁，尿閉，便失禁，便秘などの排尿障害がなぜ起こっているのかという原因をまず明らかにして，それを改善するための方法を多角的に検討し，それがその家で実施可能であるのかということを併せて考え，個別的なケアプランとするプロセスを提案したい（**図3.7**）。

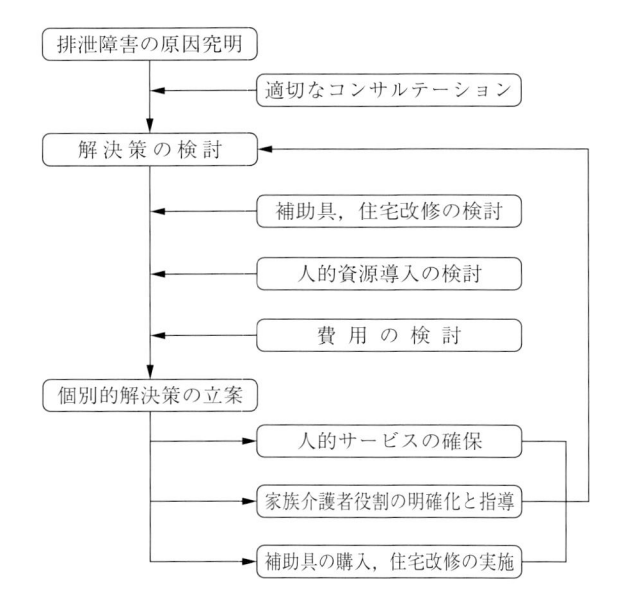

図3.7 コンチネンスケアの考え方

〔1〕 排泄障害の原因究明

排泄障害を前述のように広くとらえた場合，その詳細についてここで述べることはかなわないが，在宅療養者の問題としてよく遭遇する排泄障害について概説しておく。排尿障害，排便障害のいずれにおいても，その症状をよく知り，その原因を究明することは問題解決の糸口を見出すうえで重要である。高齢者の場合，生活環境の変化に伴い，例えばベッドが高くて立ち上がれないとか，家でははってトイレまで移動していたのが，施設ではそれができないといったことで，自立した排泄ができなくなることもしばしばである。本人のACD，疾病に関連した排泄機能の変化を注意深くアセスメントし，支援方法を検討することが最も重要である。

〔2〕 解決策の検討

（a）補助具・住宅改修の検討 在宅療養者のケアでよく取り上げられる問題として，尿失禁がある。尿失禁は自らの意思ではなく不随意に尿が出てしまう状況をいうが，腹圧性，切迫性，溢流性，混合型，そして機能性の五つのタイプに分類される。腹圧性尿失禁，切迫性尿失禁には，行動療法が有効な場合がある[11]として検討されているが，糖尿病や脊髄損傷，脳梗塞など，排尿プロセスにおける神経経路が機能しなくなった場合に起こる溢流性尿失禁は，根本的な解決が困難な場合が多く，補助具として尿吸収用パッドやおむつを使用したり，多量な残尿が見られる場合には，尿道カテーテル（間欠的導尿あるいは留置法）が必要となる[12]。

おむつの種類は，使い捨ての紙おむつと，洗濯して再利用できる布おむつに大別される。紙おむつには，さらにテープ付紙おむつ，ひょうたん型紙おむつ，平型おむつ，パンツ型紙

おむつなどの臀部全体を覆うタイプのものと，パッドとして下着やおむつの内側に装着して使用するタイプのものに整理できる。

また尿意がありながらも，ベッドからトイレまで移動することができないなどの理由で尿漏れが生じてくる機能性尿失禁の場合には，補助具として尿器（図3.8）やポータブルトイレ（図3.9）をベッドサイドに設置するとか，トイレに手すりを付ける，あるいは和式便器を洋式便器に置き換えるなどの住宅改修が必要となる[13]。

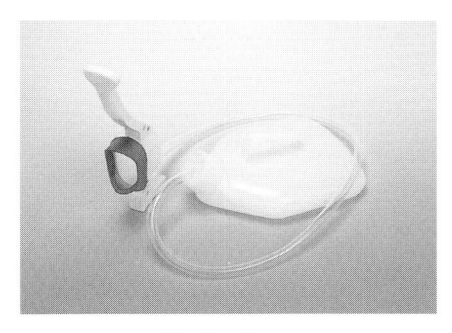

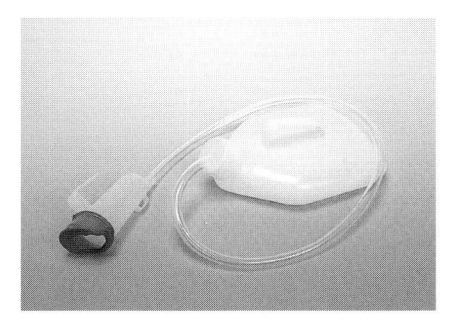

(a) 女性用　　　　(b) 男性用

図3.8　安楽尿器(コンビウェルネス(株)提供)

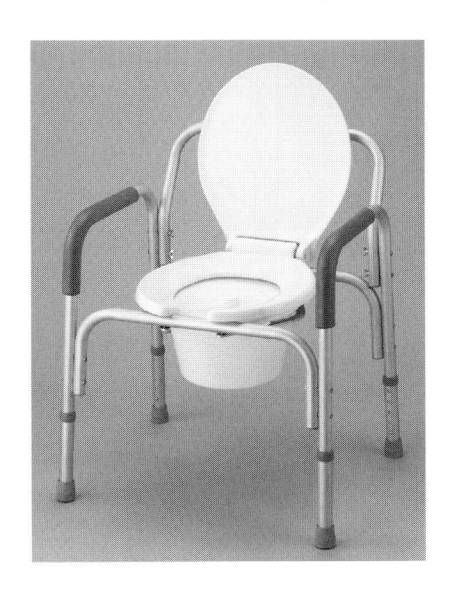

図3.9　ポータブルトイレ
　　　　((株)赤井提供)

ストーマを造設した療養者に対しては，適切な装具を選択し，ストーマ外来などで定期的な観察および指導が必要であることはいうまでもない。ストーマの装具も多様であり，選択は容易ではないが，基本的な知識について概説しておく。

ストーマ（排泄口）は消化器系と尿路系に大きく分けられる。消化器系からは便が，尿路系からは尿が排泄されるわけだが，ストーマの管理をするうえで重要なのは，いずれも，ス

トーマ周囲の皮膚の健康を維持するということである。皮膚の健康が保てない場合，便や尿を受け止めるための装具を装着することができなくなり，排泄物の衛生的な処理が難しくなるからである。

消化器系ストーマは，腹壁に出された腸管の断端の位置によって分類される。小腸末端部が開口している場合，イレオストミーであり，横行結腸，下行結腸およびＳ状結腸が開口している場合，コロストミーと呼ばれている。開口部が肛門に近いだけ，排泄される便が有形となり，スキントラブルや便臭のコントロールがしやすくなる。

尿路系ストーマはウロストミーと呼ばれ，回腸導管，尿管皮膚瘻，腎瘻，膀胱瘻に分類される。腎瘻と膀胱瘻にはカテーテルが挿入され，尿の排泄を導く方法がとられるが，それ以外のストーマには，排泄物を受け止めるための装具が必要となる。

装具とは，ストーマ周囲の皮膚を便や尿の刺激から守るための皮膚保護材と排泄物を受け止める袋，パウチからなり，ウロストミーに使用するパウチには，尿をためるための袋に連結することができるよう，先端にコネクターが付けられているのが特徴である（**図3.10**）。また，これには皮膚保護材とパウチの二つが一体となっているワンピースタイプ（**図3.11**），それぞれ取り外せるようになっているツーピースタイプの二つがある。装着中にス

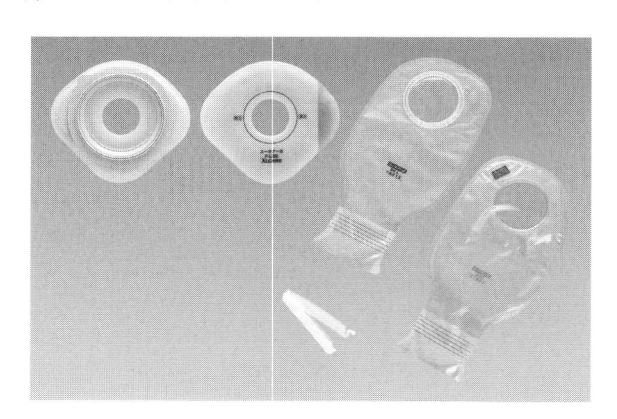

図3.10 ストーマ用装具（消化器系ツーピースタイプ，アルケア（株）提供）

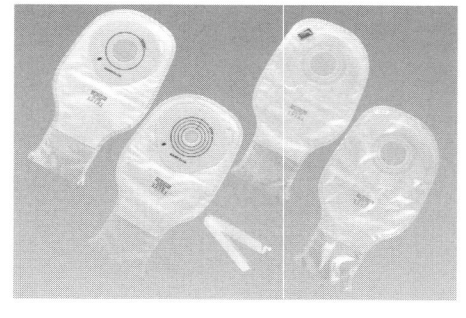

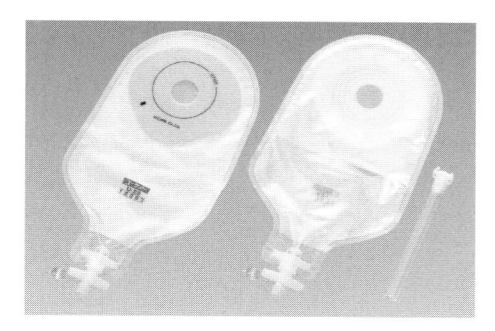

(a) 消化器系　　　(b) 尿路系

図3.11 ストーマ用装具(ワンピースタイプ，アルケア(株)提供)

トーマの観察を行いたい場合など，ツーピースタイプが便利である。

（b） 人的資源導入の検討　コンチネンスケアは毎日のことであり，根気よく付き合うことが求められる。排泄の度にトイレまで誘導をしたり，タイミングよくおむつ交換を行うことは，時として介護者に対して身体的，精神的な疲労をもたらす。本人の自立性を最大限生かす方向で排泄の仕方を検討する一方で，家族介護者一人に頼るようなシステムではなく，複数の家族介護者が求められないか，訪問看護サービスやホームヘルプサービスを導入することは可能であるか，可能だとしたら，どの時間帯にどのようなケアの提供が必要なのかなどの検討を行うことが重要である。

（c） 費用の検討　これまで述べてきた排泄補助器具の購入や住宅改修，そして人的サービスの導入において，どのくらいの費用がかかるのかということは重要である。特にコンチネンスケアは長期に及ぶことが予測されるため，健康保険制度，介護保険制度，身体障害者福祉法などを十分に活用しながら，家計費とのバランスを考慮して個別的な解決策を立案するのである。

〔3〕 計画の立案と実施

排泄をコントロールするということは，人間の尊厳にかかわる重要な側面である。コンチネンスケアは療養者本人の力を使って排泄する方法を助け，失敗させないということが重要である。無理をせず，あきらめず，目標をもってかかわっていけるよう，ケア提供者チームが協働することが重要である。アセスメントのプロセスをチーム内で共有し，根拠のある対策をとり，適宜評価を行うという基本的な考え方を実行することが重要である。

3.4　ストーマケア

近年オストメイト（ストーマ造設術を受けたストーマ保有者）のQOLは装具の進化とともに画期的に向上した。オストメイトの社会復帰には手術の結果として避けられない排泄機能障害をストーマ装具を装着することによってコントロールできることが，自立した生活の基本となることである。従来の排泄方法から程遠いストーマからの排泄への変更は，装具を装着し排泄物をパウチにため処理することは，新たな排泄孔であるストーマの存在に加えてボディーイメージに著しく影響することが避けられないため，ストーマを自分のかけがえのない身体一部として受容することが容易ではない。オストメイトが手術後も術前と同様に自分らしい生活に復帰するためには，術前から社会復帰まで個別的に継続した専門的支援が不可欠である[15]。ここでは，基本となるストーマケアと，在宅で療養するオストメイトのQOLを妨げる要因になる一般的なストーマケア上の問題とその対応について述べる。

3.4.1 ストーマケア装具（皮膚保護材・パウチ）（図3.12）

ストーマケア装具にはワンピースとツーピースがあり，皮膚保護材の耐久性により，連用タイプと毎日交換タイプの使い捨てがある。それぞれメーカーにより特長を備えた装具が開発されているため，オストメイト自身が自分のストーマ，日常生活にぴったり合った装具を選択することは至難の業である。そのため装具の適，不適はそのままオストメイトのQOLに影響するので，適切な装具の選択がなされていない場合には，ストーマケアの専門家（ETナース・WOC認定看護師）に相談することが最も効率のよい解決方法である。

社会復帰用装具は皮膚保護剤，パウチ類，クリップなど装具補助具を含めると200種類以上あり[16]，専門的な知識なしには適切な装具選択は至難の技といえる。オストメイトも体重の増減や活動性の変化があるばかりでなく，装具も日進月歩で進化しているからである。装具の選択は例えるならば，視力調整のために検眼し，最も適切なレンズを調整してもらうことと同じ意味がある。視力が適切に矯正されれば日常生活に支障を感じないで過ごせるか

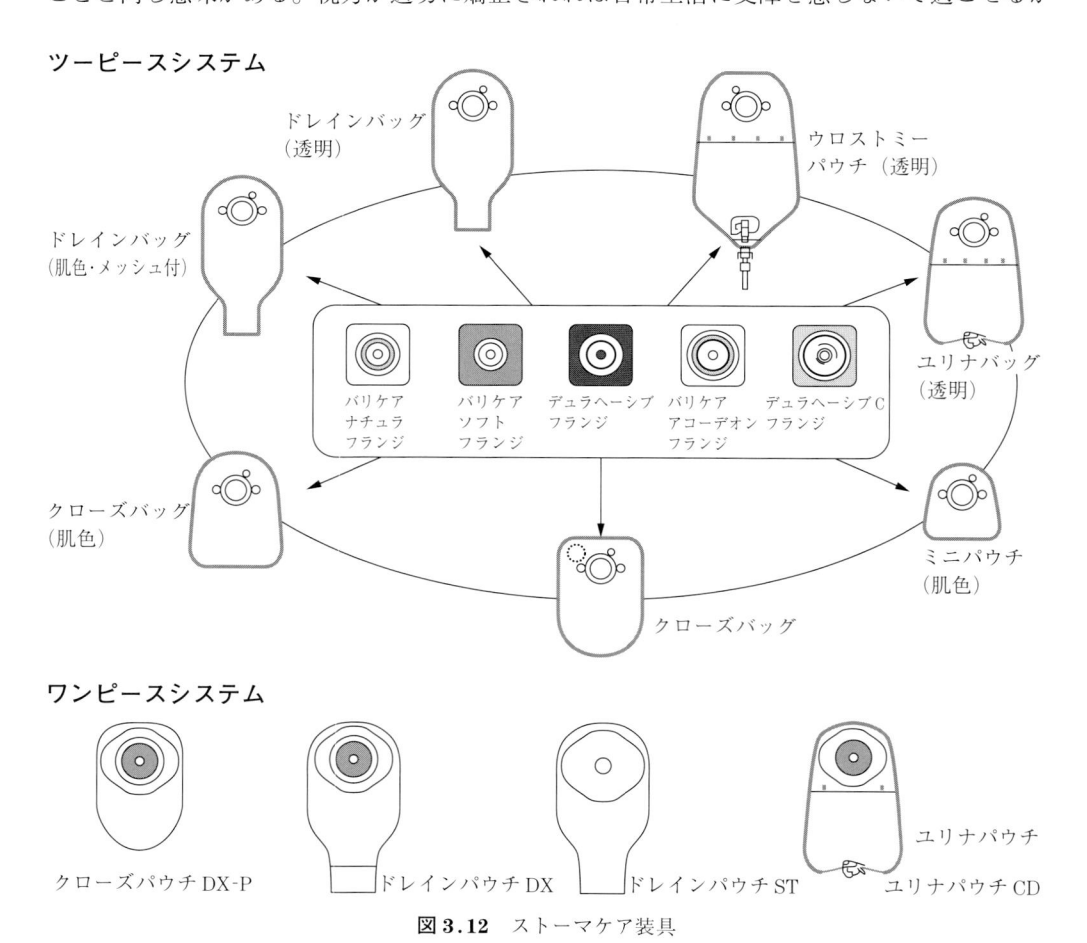

ツーピースシステム

ドレインバッグ（透明）
ウロストミーパウチ（透明）
ドレインバッグ（肌色・メッシュ付）
ユリナバッグ（透明）
バリケアナチュラフランジ
バリケアソフトフランジ
デュラヘーシブフランジ
バリケアアコーデオンフランジ
デュラヘーシブCフランジ
クローズバッグ（肌色）
ミニパウチ（肌色）
クローズバッグ

ワンピースシステム

クローズパウチ DX-P
ドレインパウチ DX
ドレインパウチ ST
ユリナパウチ
ユリナパウチ CD

図 3.12 ストーマケア装具

〔1〕 定期的な装具の交換

皮膚保護剤の耐久性に応じて必ずしっかり密着している状態で交換する。漏れる直前あるいは漏れてからの交換は，皮膚障害の原因となるばかりでなく，日常の活動性を制限する直接の原因になるので注意する。装具の交換は，皮膚保護剤の溶解の程度で判断する。皮膚保護剤が 8 mm 程度溶解を目安に交換する。

また排泄は最も他人にゆだねたくない行為である。セルフケアが実施困難になった場合には，オストメイト自身がセルフケアできるところは本人に実施してもらい，セルフケアできないところを身近な家族が支援してあげることができるよう指導する。排泄のセルフケアができることは自立にきわめて影響することである。寝たきりの状態にあり，ストーマケアが全面的に他者にゆだねられる場合には，介助しやすい装具へ変更することが必要になる場合もある。

〔2〕 入浴時の装具について

パウチは貼用したまま入浴する。装具を付けないで入浴しても，身体的になんら問題はないが，排泄物が入浴中に出ないという保証はない。ツーピース装具は，入浴時にミニパウチに付け替えることができるので便利である。

〔3〕 装具の破棄について

排泄物をパウチに入れたまま捨てない。また装具が燃えるごみとして捨てるのかどうかは，住居のある自治体の取決めに従うこと。

3.4.2 オストメイトの日常生活を妨げるストーマケアの問題[17]

装具が装着できない状況が生じるとオストメイトの活動性は即制限される。自立した日常生活を過ごすためには，ストーマに適する装具の選択とストーマ周囲皮膚のスキンケアが適切に実施されることである。以下にオストメイトのストーマ管理上のプライマリーな問題とその対応について述べる。

〔1〕 排泄物の漏れによるストーマ周囲皮膚障害

皮膚保護材をストーマ周囲に密着させることを妨げる状況があり，排泄物の漏れが予防できないことが原因である。

（a） **ストーマが腹部の皺に近い**　ストーマ周囲皮膚に平面が得られるように，皮膚保護材で皮膚面の不整を補正し，装具を密着させる平面をストーマ周囲に整える工夫を行う。柔らかい腹部の皺には，皮膚貼用面が凸面になっている装具に変更するとよい。

（b） **装具の使用方法**　皮膚保護材の安全な耐久性は，ストーマの種類，位置により異なるので，漏れなければ交換しないというケアは，皮膚障害を起こすハイリスク状態であ

る。装具連用期間を決め，しっかり密着が得られている状態で定期的に装具交換を行うことは，活動的な日常生活を送るためにきわめて重要である。自分の活動性を保証するストーマケアができる生活と，漏れが起こることを気にしながら生活することはQOLに大きな差が生じる。

（c）**その他**　皮膚障害が排泄物の接触で起こっているのか，皮膚保護材そのものが皮膚障害の原因になっているのか，装具の貼用方法に問題があるのか，装具を漏れてから交換しているかなど原因を確かめる。装具の装着方法やスキンケアで解決が難しいと判断される場合には専門外来などへの相談を勧める[18]（**表3.6**）。

表3.6　ストーマに関する異常・トラブルと医師への報告基準

領　　域		医師への報告基準（下線部分） ＊WOCナースへのコンサルテーションが望ましい事柄
1）ストーマの状態に関して		
	消化器ストーマ	正常：軟らかい粘膜，牛肉色の粘膜，大きさの変化はない。 　　　肥満による腹壁の伸展に伴うストーマの大きさの拡張 　　　出血してもすぐに止血できる。 異常：浮腫，貧血性の色（豚肉色） 　　　ポリープ 　　　<u>狭窄の進行</u>＊ 　　　<u>出血が容易に止まらない。</u>＊ 　　　<u>ストーマ脱出の進行</u>＊
	尿路ストーマ	正常：尿の流出良好（1日に1 500 ml以上の排尿） 　　　ストーマが容易に観察できる大きさ 異常：<u>狭窄</u> 　　　<u>尿の流出の減少</u>
2）ストーマ周囲皮膚		正常：皮膚の変化がない。 異常：かゆみ，痛み＊，色素沈着＊，発赤＊ 　　　皮膚の肥厚（偽上皮性肥厚：PEH）＊，びらん＊ 　　　装具・テープのアレルギー皮膚炎＊ 　　　<u>発疹</u>＊ 　　　<u>肉芽腫</u>＊ 　　　<u>がんの浸潤</u>＊ 　　　<u>潰瘍</u>＊ 　　　<u>毛細血管の怒張（クモ状血管腫）の進行</u>＊
3）ストーマ周囲腹壁		正常：装具の密着を妨げない平面が得られる。 　　　日常生活ができる腹筋力がある。 異常：近くに骨・瘢痕・創・瘻孔などがあり，平面が得にくい。＊ 　　　<u>傍ストーマヘルニアの進行</u> 　　　<u>新たな瘻孔形成</u>

表 3.6 （つづき）

領　　域	医師への報告基準（下線部分） * WOC ナースへのコンサルテーションが望ましい事柄
4) 排　泄	
消化管ストーマ	正常：パターン化した構造（回数，量） 異常：下痢傾向，便秘傾向 　　　<u>頻回な下痢</u>* 　　　<u>排便困難</u>* 　　　<u>血便</u>
尿路ストーマ	正常：1日1 500 ml 以上の流出 　　　尿管皮膚瘻の場合：黄褐色透明 　　　回腸導管の場合：黄褐色透明の尿の中に腸の粘液の浮遊物が伴う。 異常：混濁尿 　　　悪臭 　　　<u>尿量の減少</u> 　　　<u>血尿</u>
5) 装具と使用方法	正常：自立して排泄物・装具の処理ができる。 　　　装具交換（皮膚保護材付き装具の貼替えとストーマ袋の取替えを含む）時のスキンケアと装具交換ができ，不意の漏れにも対処できる。 異常：頻回な漏れがある。* 　　　いつも臭いが漏れる。*
6) 日常生活	正常：術前とほぼ同じような生活ができる。 異常：ストーマ中心の生活（食事の制限，外出の制限，入浴の制限など） 　　　<u>うつ病的な症状</u> 　　　<u>自殺企図</u> 　　　<u>性機能障害の治療を希望</u>

〔2〕 **ストーマ合併症**

　術後しばらく経ってストーマに外科的合併症が発生すると，しばしばセルフケアを妨げる直接の原因になる。ストーマの脱出，ストーマの陥没，ストーマ周囲ヘルニアなどである。合併症が生じても装具の装着が妨げられなければ，それぞれの合併症の程度により局所的なケアを工夫することで対処することができる。

3.4.3　ストーマ専門外来について

　ストーマがあるゆえに生じる問題は，ストーマの局所管理に限らない。オストメイトのストーマ受容を困難にする問題は，社会復帰する過程で個別的にさまざま経験されるからである。ストーマを保有することにより生じる身体的，心理的問題については，医師およびWOC認定看護師に相談できるストーマ専門外来が設置されている医療施設があるので，オストメイトのQOL向上のために必要に応じて利用を勧める[19]。

3.4.4 オストメイトを支える会

社会復帰しているオストメイトにより 30 年前に設立され，日本各地に 66 支部をもつ社団法人日本オストミー協会（JOA）がある。オストメイトの QOL 向上を目標に，会員であるオストメイトのオストメイトによるオストメイトの積極的な社会復帰のために活動している全国組織の会である。オストメイトが必要とする情報提供を積極的に行っている。

3.4.5 ま　と　め

ストーマケアはこの 20 年間で画期的に進歩した。それはオストメイトの QOL 向上に反映されている。その背景には，ストーマリハビリテーション学会の存在，ストーマケアに予防的なスキンケアの概念を確立させるきっかけとなったバリケアなど皮膚保護材の開発と装具の進化，そしてストーマケアの専門家としての ET ナース，WOC 認定看護師のオストメイトへの多面的なかかわりがある。しかしながら，オストメイトのすべてが，術前から専門的な支援を受けられる状況は依然として整っていないのが現状である。社会復帰を念頭においた手術と専門的ケアが提供できれば，オストメイトは手術前と変わらない，あるいはそれ以上に日常生活を活動的に過ごせる可能性をもっている存在である。そのためには日本のどこで手術をしても，術前から社会復帰において専門的支援が当り前のこととして提供されるシステムが必要である。

3.5　褥　瘡　ケ　ア

褥瘡は難治性で，一度発生すると治癒させることが難しく，在宅で褥創をケアしている場合にも，発熱したり食事が十分に摂れなくなったとたんに褥創そのものが急激に悪化してしまい，入院治療が必要になることがある。在宅ではいったん褥瘡が発生すると，医療施設と比較して褥瘡治癒に向けての環境を整えることが難しい状況があり，褥瘡を予防することがきわめて重要である。

3.5.1　どうしたら予防することができるのか

褥瘡は予防に勝る治療はないといわれている。予防するためには，褥瘡発生のリスクにある人なのかどうかをまず確かめることである。そのためには褥瘡発生にかかわる要因を理解し，発生リスク要因のアセスメントを行い，リスク状態に応じた予防のためのケアが個別に実施される必要がある。

〔1〕　褥瘡発生の警戒要因，危険要因を理解する

褥瘡発生には，組織に持続的にかかる物理的負荷（圧縮応力・引張り応力・せん断応力）

と時間が関係している[20]。褥瘡は，意識状態低下，関節拘縮，病的骨突出，浮腫がある人に発生していることが明らかにされており，これらの要因は褥瘡発生のハイリスク状態を形成する。自力で動くことができないことは，体圧分散用具の積極的な導入が必要な危険要因である。さらに物理的な負荷を受ける皮膚そのものの丈夫さに影響する要因としては，栄養状態がある。その他皮膚に物理的負荷と同じく外部からストレスをかける要因は，失禁や発汗による皮膚の湿潤であり，これらの要因を保持する場合には褥瘡発生するリスクがあると判断して，個別的な予防のためのケアを実施することが必要である[22]（**表3.7**）。

表3.7 褥瘡発生警戒要因[25]

危険要因
・意識状態低下
・間接拘縮
・病的骨突出
・浮腫

・皮膚湿潤
・体位維持低下
・血清アルブミン 3.0 g/dl ↓
・ヘモグロビン 11.0 g/dl ↓
・血清コレステロール 160 mg/dl ↓

〔2〕 予防環境を整える

（a） **体圧分散**　体位変換が自力でできない場合には，体位変換を必要に応じて定期的に実施することは予防のために不可欠なケアである。危険要因，警戒要因保持の程度，さらに介護力と患者の身体活動性に応じて体圧分散寝具を使用する（**表3.8**）。

体圧分散寝具を導入すると，体位変換は実施しなくてよいと誤解されているので注意が必要である。体圧分散寝具を使用しても体位変換を実施することが必要な理由は，体位変換が，褥瘡予防が主な目的ではなく，褥瘡予防も含めた廃用症候群の予防が主な目的であるからである。

従来仙骨部，かかと部の予防用具として使用されてきた円座は，円座の当たる部位はもちろんのこと，骨突起部位にも応力が生じるので使用はすすめられない。かかとの褥瘡予防は下腿全体をウレタンスポンジなどで保持し，かかと部がベッドに触れないようにする。バスタオルや座布団などで下腿を支えると，かかとの褥瘡は予防できても下腿に褥瘡が発生するリスクが生じるので，下腿を持ち上げる材料はクッション効果があるものを選択し適宜動かす。

体位変換が自力でできない状態にある場合には，ファーラー位，セミファーラー位の姿勢を持続することは仙骨部にせん断応力（ずれ）が生じ，ポケットを合併する深い褥瘡を発生す

表3.8 体圧分散寝具の種類とその選択

患者の状態		用具・機能			
		ウレタンフォーム 上敷／交換型*	エアーマットレス （上敷型） 静止／圧切替型*	エアーマットレス （交換型） 静止／圧切替*	ハイテクベッド 特殊ベッド （医療施設：治療）
	座位，移動時 介助必要， 褥創（−）	○	○	×	×
	自力で寝返り可 警戒要因あり 褥創（−）	○	○	×	×
	寝たきり 褥創（−） 危険要因あり	○	○	○ ハイリスク状態	△□ ハイリスク状態
	寝たきり 褥創（＋） 危険要因あり	×	△ ステージⅠ〜Ⅱ程度	□ 潰瘍・ポケット形成	□ ステージⅢ・Ⅳ，多発
	体圧分散用具	・サーモコントア ・ソフトナース ・アイリス2 ・マキシフロート* ・クリニフロート* ・ロンボケア* ・サーモコントア*	・マイエアー7* ・トライセル* ・アキュケア ・レポーズ ・ソフケア	・ビッグセル−EX* ・アドバン ・カリタル・オプティマ	ハイテクベッド ・ヴィキュー ・オートエクセル ウォーターベッド ・アクアメディク2 空気流動ベッド ・クリニトロン

○：予防的機能を主に期待する場合に使用が勧められる。
□：治療的な機能を備え使用が勧められる
△：患者のリスク状態によっては適応する。
×：使用にあたり利点が少ない。

る原因になるので注意する。座位の姿勢が保持できる場合には，ファーラー位，セミファーラー位の姿勢を持続しないように注意する。

　（b）　**栄養管理**　　低栄養状態は褥創発生リスク状態である。栄養摂取については，経口で効率よく栄養が摂れるようなサポートが必要である。患者の食事摂取の状態を客観的にアセスメントし，栄養摂取が不十分とアセスメントした場合には，必要に応じて主治医や栄養士に情報提供し，望ましい患者の栄養状態を維持するための対策を考える必要がある。低栄養状態は皮膚そのものの丈夫さに影響するばかりでなく，褥瘡が発生すると感染のリスク状態になる。また治癒に必要な材料が不足する状態でもあるため，治癒は遅延する。

　（c）　**スキンケア**　　皮膚組織の耐久性を高め維持するためには，皮膚の清潔を保ち，皮膚を乾燥させないケアが基本的に必要である。

　特に皮膚の乾燥は，皮膚障害を引き起こす準備状態であり，皮膚角層がバリアーとしての機能を十分に果たせない状態なので，感染しやすくなったり，外部からの刺激に対して過敏に反応する状態になる。スキンローション，尿素軟膏など保湿剤を使用し皮膚の乾燥を予防

するケアが必要である。

　骨突起部位など発赤を認めたときに従来予防ケアとして積極的に実施してきたマッサージは，虚血による組織の損傷をさらに進行させ褥瘡発生要因になるので実施しない。また褥瘡発生リスクのある患者に対しては，骨突起部など圧迫がかかる部位にあらかじめポリウレタンフィルム材を貼用し，骨突起部の皮膚を摩擦・ずれから保護する方法がある。ポリウレタンフィルム材は毎日交換せず，貼用部皮膚の保護ができていれば1週間ごとに交換する。

　皮膚が湿潤にさらされることは，皮膚の摩擦係数が高くなるので褥瘡にとって失禁はハイリスクである。皮膚浸軟をできるだけ避けるためのスキンケアが必要である。失禁をオムツで管理している場合には，排泄物を直接皮膚に接触させない工夫として，予防的に皮膚被膜材や皮膚保護パウダーを使用する。

3.5.2　家族など介護者に対する教育

　褥瘡がなぜできるのかが理解されていなければ，具体的な予防ケアの実施につながらない。発生要因を理解してもらい，予防することの大切さをまず情報提供する必要がある。褥瘡予防の最新情報を褥瘡ケアに直接かかわる家族やその他介護者にも提供する機会をつくり，褥瘡予防の大切さを患者・家族に理解してもらうことで褥瘡予防のための環境つくりの協力を得る。褥瘡予防用具も褥瘡が発生してから導入するのではなく，リスクがあるのならばできるだけ早い時期に必要な用具をそろえ予防環境を整える。予防のためのケアは，家族や介護者が実施可能で身体的にも心理的にもできるだけ負担のかからない対策を考える。

〔1〕　できてしまった褥瘡のケア

ステージ別ケアの実際[23]（**表 3.9**）

（a）　ステージⅠ

ケアの実際：

① 体圧分散用具の必要性をアセスメントするだけでは，褥瘡の進行を止めることはできないので，必要な予防用具を整える。

② 骨突起部位の発赤部位は摩擦が加わると皮膚は表皮はく離するので，発赤部位の皮膚の損傷予防と観察のためにポリウレタンフィルム材を貼用する。

（b）　ステージⅡ

ケアの実際：

① 部分創創傷の深さであり，上皮化により治癒させることが可能な状態。創表面に湿潤環境を維持するドレッシング方法を選択する。

② ハイドロコロイド材はゲルの漏れがなければ，1週間まで連続貼用するが，ゲルが漏れた場合にはただちに交換する。

表3.9 褥創の処置[23]

深さ	ステージⅠ	ステージⅡ（部分層創傷）	ステージⅢ・Ⅳ（全層創傷）	
創の状態	・境界が明りょうな発赤	・水疱、びらん ・部分創創傷 ・壊死組織（±）	炎症期： ・壊死組織（＋） ・感染（±） ・浸出液　中等量〜多量	炎症期→肉芽増殖期： ・壊死組織（±〜−） ・感染（−） ・浸出液　中等量〜少量 ・肉芽組織
創傷ケア	・発赤部位の保護 ・マッサージ禁忌 発赤部位： ・PUF（テガダーム、バイオクルーシブ、オプサイトウンド） ・HCD（デュオアクティブ ET） PUF：ポリウレタンフィルムドレッシング HCD：ハイドロコロイトドレッシング	・水疱はつぶさない。 ・創面は生理的食塩水で洗浄する。 ・創に限局的な圧迫がかかる。ドレッシング法は避ける。 水疱のみ： ・水疱の保護と観察 ＊PUF （テガダーム、バイオクルーシブ、オプサイトウンド） ＊HCD （デュオアクティブ ET） びらん、浅い潰瘍： ・創面に湿潤環境を保持する。 ＊HCD （デュオアクティブ、テガソーブ、コムフィール、アブソキュアウンド） ＊ハイドロジェル （ニュージェル、クリアサイト、ジェリパーム） 壊死組織を伴う ・デブリードメント（自己融解） ＊HCD （デュオアクティブ） ＊ハイドロジェル （グラニュゲル・イントラサイトジェルシステム）	・創周囲皮膚：清拭剤を用いて愛護的に清拭する。 ・創の洗浄：生理的食塩水で創面を十分に洗浄する。 ・壊死組織（＋）の創は創面に圧をかけて洗浄する。 ・消毒剤、強酸性水は開放創に使用しない。 ・創に限局的な圧迫がかかるドレッシング法は避ける。 壊死組織（＋）・感染（＋）・浸出液（多量） ・外科的デブリードメント・創ドレナージ ・感染のコントロール ・浸出液のコントロール ・殺菌剤軟膏 　（ユーパスタ、ゲーベンクリーム他） ＊高分子ポリマー 　（カデックス）＋ガーゼ（PUF） 壊死組織（＋）・感染（−）・浸出液（多量〜中等量） ・デブリードメント・創ドレナージ ・浸出液のコントロール ＊アルギン酸塩 　（カルストスタット、ソーブサン）＋ガーゼ（PUF） ＊HC 顆粒＋HCD 　（デュオアクティブ） ＊ポリウレタンフォーム 　（ハイドロサイトキャビティ）＋PUF 壊死組織・感染（−）＞肉芽組織、浸出液（中等量） ・創面に湿潤環境を保持する ＊アルギン酸塩 　（カルストスタット、ソーブサン）＋PUF/HCD ＊HCD 　（デュオアクティブ CGF、テガソーブ） ＊ポリウレタンフォーム 　（ハイドロサイトキャビティ） ＊ハイドロポリマー 　（ティエールプラス） 壊死組織・感染（−）＜肉芽組織、浸出液（少量） ・創面に湿潤環境を保持する ＊HCD（デュオアクティブ、テガソーブ、コムフィール、アブソキュアウンド） ＊＊ハイドロポリマー（ティエールライト）	

③ 水疱（すいほう）は基本的には破らずにポリウレタンフィルム材で保護し，水疱内の表皮化を促進させる。破れたら表皮を除去し，生理的食塩水で洗浄しハイドロコロイド材の使用に変更する。

④ 壊死組織が存在する創は，ステージⅢ褥創との鑑別を行いハイドロコロイドドレッシング，あるいはグラニュゲルなどで創面を湿潤に保ち，自己融解によるデブリードメントを選択する。

(c) ステージⅢ・Ⅳ

ケアの実際：

① 創が感染しているのか，いわゆる細菌集落の状態であるのかにより，創管理方法は異なる。感染創の場合には，全身的な抗生物質により感染の治療が行われる。局所的にも殺菌剤軟膏による処置が選択される。

　感染がコントロールされた場合は殺菌剤軟膏の使用を中止する。ただし，在宅では，患者の全身状態が悪化している場合には，褥瘡の治療目標を感染がコントロールを第一にする場合には，殺菌剤のイソジンシュガー軟膏処置が継続されることがある。このような処置は感染のコントロールはできても，創の治癒にはマイナスの処置であるので，患者の全身状態が回復してきたら処置を変更する必要がある。

② 壊死組織は積極的に除去する。デブリードメント方法は主治医が選択し実施する責任がある。外科的デブリードメントが必要な場合には処置のため入院が必要になる場合もある。いずれにせよ壊死組織が除去されなければ褥創は感染のリスク状態にあるので，悪化することはあっても治癒に向かうことはないので，壊死組織のタイプと量，感染の有無によりデブリードメントを目標にした適切なドレッシング方法を選択する。

③ 浸出液の量は，感染の有無や肉芽組織の量や性状により変化する。感染創に対してはドレナージを妨げない高吸収性のドレッシングによる処置を選択する。壊死組織が除去され肉芽組織が増殖してくると徐々に浸出液の量は減少してくるので，創治癒状況をアセスメントしながら適宜ドレッシング方法を変える必要がある。

④ ポケットのある褥創に対しては，ポケット形成の原因であるずれをまず予防する。ポケット内の壊死組織を除去する方法としては，在宅ではバリダーゼなどタンパク分解酵素剤によるウエットドレッシング法よりもハイドロジェルドレッシングが処置方法としては簡便である。ポケット内の壊死組織が除去されたら浸出液の量により，カルシウムアルギネートやハイドロコロイドドレッシングなどの処置に変更する。

(d) 肉芽組織に覆われ治癒に向かっている褥創

ケアの実際：

① 肉芽組織の増殖とともに浸出液が減少してくる。この時期はハイドロコロイドドレッ

シングが適応し創の処置も簡便に実施できる。
② 肉芽組織や表皮化を促進させる軟膏類も，創面に湿潤環境を維持させるので軟膏処置が選択されるが，軟膏はガーゼドレッシングを併用し褥創部にガーゼの厚みによる限局的な圧迫が避けられない，失禁がある場合には容易にガーゼが汚染する，など褥瘡ケア上の利点が少ない。

3.5.3 その他配慮すべき処置[24]

① 開放創に消毒剤を使用しないこと。イソジン消毒など消毒剤はすべて細胞毒であり，使用することは，創傷治癒を遅延させる処置になることがわかっている。創の洗浄は生理的食塩水の使用が推奨される。入浴が許可されている場合には入浴時はドレシング材を除去し，十分にシャワーで洗浄してもよい。
② イソジンシュガー軟膏などの殺菌剤軟膏処置を処方されるままに肉芽組織が増殖してきている創に継続して使用しない。使用がかえって治癒を阻害する。
③ 褥創治癒に向けてのケアは，直接の原因である物理的負荷の除去，栄養状態を改善させることを第一に治癒環境を整える。

3.5.4 おわりに

在宅ケアでも患者さんの全身的な治療目標に合致した褥創ケアを実施する。このことは，必ずしも褥創を治癒させることが目標にならない場合がある。患者さんの安楽を最優先させ，創管理が感染の予防，あるいは悪化・進行の阻止が目標になることもある。マンパワーや治療材料，治療設備など治療環境としての限界もあるので，褥創に対する処置は家族の介護力をアセスメントし，より安全で簡便な処置が選択される必要がある。

3.6 在宅中心静脈栄養

〔1〕 はじめに

中心静脈栄養法は，経口的に栄養摂取することができない，あるいは経口摂取が可能でも消化・吸収能力が低下している患者が静脈を介して栄養を摂取する方法である。上大静脈の中央にカテーテルの先端を置く，**中心静脈カテーテル**（central venous catheter）を留置し（図3.13），高浸透圧性の栄養剤を注入するこの方法は，開発当初は**高カロリー輸液**（intravenous hyperalimentation，**IVH**）として主に術後の栄養管理を目的とした治療として活用された。その後栄養学の発展とともに，糖質のみならず，アミノ酸，ビタミン，電解質，脂質といった，人が必要とする栄養素すべてについて経静脈的に投与することが可能となり，

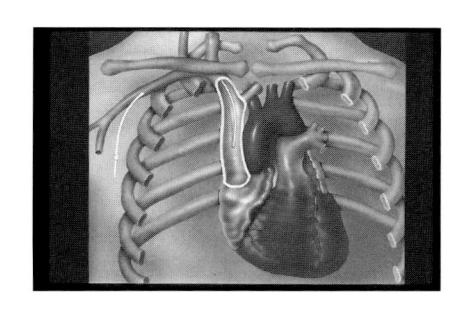

図3.13 中心静脈カテーテル

完全静脈栄養法（total parenteral nutrition，**TPN**，**中心静脈栄養法**と同意）と呼ばれるようになり，長期に及ぶ静脈栄養管理が可能となった．さらに，その技術が病院内にとどまらず，患者の自宅でも実施できるシステムが整い，**在宅中心静脈栄養法**（home total parenteral nutrition，**HPN**）として普及されてきている．

〔2〕 在宅中心静脈栄養法の対象となる患者の特徴

保険診療の中で在宅中心静脈栄養法の対象となる患者は，「諸種の原因による腸管大量切除例又は腸管機能不全例等のうち，安定した病態」「原因疾患の如何にかかわらず，中心静脈栄養法以外に栄養維持が困難な者」と規定されている．

栄養摂取方法を選択する場合，できるだけ自然に近い方法を優先して考えるのが原則である．したがって例えば，嚥下障害があるだけでは中心静脈栄養法の対象となりにくく，小腸を大量切除したための短腸症候群，小腸の炎症性疾患であるクローン病，下部消化管の閉塞などが主な対象となる．しかし必ずしもこうした病態のみでなく，消化管を通した栄養摂取ができるけれどもそれが十分でない場合も，中心静脈栄養法を検討する場合がある．

〔3〕 中心静脈カテーテルの種類と特徴

中心静脈カテーテルはその留置方法から大きく分けて三つのタイプに分類できる．すなわち，一つは，皮膚から直接，鎖骨下静脈や内頚静脈に穿刺し，上大静脈まで挿入する方法であり，ここでは便宜上対外式カテーテルと呼ぶこととする．二つ目は，皮下トンネル式カテーテルであり，鎖骨下静脈に到達するまで，皮下にカテーテルをはわせるタイプである（**図3.14**）．皮下トンネルの部分には繊維状のカフが付いてり，皮膚からの細菌の侵入を阻止し，またカテーテル事故抜去を予防するため工夫がされている．三つ目は，完全埋込み式カテーテルである．ポートと呼ばれる円盤状の部分を皮下に埋め込み，それにカテーテルが接続され上大静脈に及ぶシステムがある（**図3.15**）．栄養剤を注入する際には，ポートに専用の針（ヒューバー針）を刺して使用する（**図3.16**）．

在宅で長期にわたって中心静脈栄養法を実施する場合，カテーテル合併症を予防する観点で，後ろ2者を選択することが望ましい．対外式は，カテーテル熱の発生頻度が高く[26],[27]，また事故抜去しやすく，また患者本人が扱いにくい場所であるとの理由で長期留

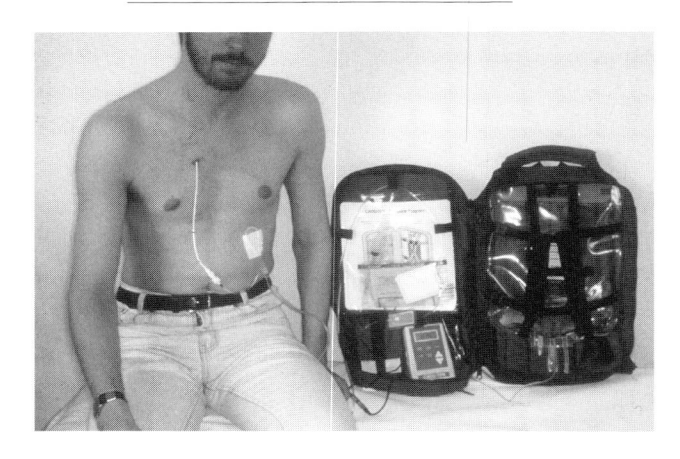

図 3.14　中心静脈カテーテル装着図（東京女子医科大学第2外科（編集当時）城谷典保氏より提供）

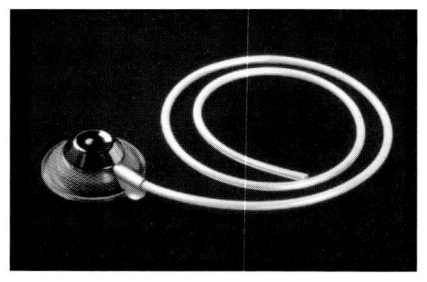

図 3.15　中心静脈カテーテルの例

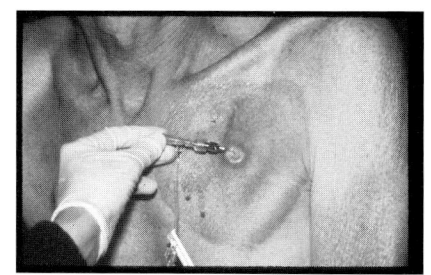

図 3.16　ヒューバー針

置には適さないと考えられる。

皮下トンネル式と完全皮下埋込み式カテーテルの比較は，**表 3.10** に示した。

表 3.10　皮下トンネル式と完全皮下埋込み式カテーテルの比較

	皮下トンネル式	完全皮下埋込み式
利点	・皮膚からの細菌の侵入をある程度予防できる。 ・抜けにくい。 ・患者本人が扱いやすい。 ・トリプルルーメンまで選択可能。	・皮膚からの細菌の侵入をある程度予防できる。 ・針を抜けば，見かけ上カテーテルの存在がわからない。 ・輸液を行っていないときは，ドレッシングが不要。 ・ドレッシングを気にせず，入浴，水泳などが可能。 ・輸液を行わないときには，月に1回のヘパリンフラッシュで開通性を保つことが可能。
欠点	・挿入・抜去には外科的処置が必要。 ・挿入部位のドレッシングが必要。 ・輸液を行わないときには，毎日のヘパリンフラッシュが必要。	・挿入・抜去には外科的処置が必要。 ・皮膚に直接針を刺すため，痛みや恐怖感を伴う場合がある。 ・誤った操作により皮下組織への輸液漏れを起こすことがある。

〔4〕 輸液ポンプ

輸液バッグに輸液セットをつなぎ，輸液セットを中心静脈カテーテルにつなぎ，栄養剤を注入することになる．滴下を重力に任せる方法もあるが，在宅の場合には病院と違い，輸液スタンドを用いながら家の中を移動するのが困難であることが多く，家の中を身軽に移動す

表3.11 HPNと合併症，その予防策

	合併症と対策
器具に関するもの	**カテーテル感染症** 　対策1：無菌的に調剤するか，無菌調剤が簡単にできるよう工夫された輸液バッグやビタミン剤を用いることを検討する． 　対策2：輸液バッグに輸液セットを接続するときに無菌操作を徹底する． 　対策3：輸液セットはつなぎ目がなく1本化されたもので，フィルターが付いているものを選択する． 　対策4：カテーテルと輸液セットの接続部は，閉鎖式のシステムを活用する． 　対策5：カテーテル刺入部を清潔に保つ方法を患者に指導する． **カテーテル閉塞** 　対策1：血液の逆流を防ぐ（注入速度が遅過ぎると，ポンプで押していたとしても逆流する可能性あり）． 　対策2：ヘパリンフラッシュは，カテーテルの内腔の2倍量以上の十分なヘパリン加生理食塩水でカテーテル内をフラッシュする．カテーテル先端の逆流を防ぐため，注射器の内筒は最後まで押さない状態でフラッシュを止め，注射器を外す． 　対策3：脂肪乳剤を注入した後ヘパリンは用いない．生理食塩水で十分カテーテル内をフラッシュした後，必要があればヘパリンフラッシュする． **空気塞栓** 　対策1：輸液ルート内の空気を抜く法を患者に指導する． 　対策2：カテーテル先端には，閉鎖式の接続システムを取り付ける． **カテーテル事故抜去** 　対策1：対外式であれば，カテーテルを糸で皮膚に2箇所ほど固定する． 　対策2：カテーテル刺入部のテープでの固定だけでなく，衣服にも安全ピンなどを使って固定する． **完全埋め込み式カテーテルでの皮下漏れ** 　対策1：ヒューバー針をポートに刺入する際，針先がポートの底に当たるまでしっかりと差し込む． 　対策2：ヒューバー針を刺入した後，注射器で生理食塩水を注入し，抵抗なく流れることを確認する．あるいは輸液セットをポンプから外し，自然滴下で注入されるか確認する． 　対策3：ヒューバー針が途中で抜けて来ないよう，針の長さを選択し固定を工夫する．
代謝に関連したもの	**肝障害** 　対策：モニタリングを定期的に行う． **胆石症** 　対策：モニタリングを定期的に行う． **微量元素欠乏症** 　対策：亜鉛，セレン，銅，鉄などの欠乏症がある．口唇周囲や陰部周囲の皮膚炎は亜鉛欠乏症として知られている．医師の指示に基づき微量元素製剤を投与する． **血糖値異常** 　対策：モニタリングを定期的に行う．高血糖・低血糖症状を患者にも説明し，早期に対応できるよう調整する． **電解質異常** 　対策：モニタリングを定期的に行う． **必須脂肪酸欠乏症** 　対策：医師の指示に基づき，脂肪乳剤を投与する．

ることを助けるために小型の輸液ポンプを使用する必要がある。また，夜間など，輸液速度の確認を行うための労力を少なくするためにも，輸液ポンプが勧められる。

電気の力で注入を行うため，輸液バックを手に提げてもカテーテル内に血液が逆流することを予防でき，注入速度も比較的一定に保つことができる。輸液ポンプの利用については，民間会社が病院に貸し出し，病院がそれを患者に貸し出すといったシステムが整ってきている。

〔5〕 合併症と予防策

在宅中心静脈栄養法で気を付ける合併症とその予防策を**表3.11**にまとめた。安全に在宅中心静脈栄養法を継続して実施していくためには，こうした合併症を予防する対策をとりながら，患者・家族指導を適切に実施していく。また，外来通院のみでなく，必要であれば，訪問看護，訪問診療，訪問服薬指導などのサービスの導入も検討することが必要である。

3.7 吸引・気管切開口のケア

3.7.1 吸引の目的

咳嗽の誘発や痰の喀出，または口腔内の分泌物や吐物を自力で排出できない場合は，貯留物によって気道の閉塞や肺換気量の低下をきたすことになる。吸引とは，気道内分泌物や食物などを自力で喀出しにくい，あるいはできない対象者に対し，吸引用カテーテルを挿入し，吸引装置を用いて短時間で分泌物や貯留物を排除し，窒息や嚥下性肺炎を予防するために行うものである。吸引の方法は，口腔内，鼻腔内の分泌物を吸引する方法（口腔・鼻腔吸引）と気管内吸引がある。

3.7.2 吸引を行ううえでのアセスメント

〔1〕 全身状態の観察

対象者の胸郭の動き，呼吸音，喀痰の有無・性状，表情・顔色，意識状態，精神状態など全身状態を観察する。

〔2〕 呼吸音の聴取

聴診は気道や肺の状態を知り気道内分泌物の位置を確認できる。また，異常な呼吸音がないかどうか確認する。呼吸音の聴取は静かな状態で行い，対象者に深呼吸をしてもらいながら聴取する。肺尖から左右対称に胸部，背部を聴取する。吸引を行う前後に必ず聴取し，その効果を評価する。

〔3〕 清潔保持

全身状態の低下，虫歯・歯肉炎，経口摂取の制限のある対象者では，口腔から悪臭を放っ

ていることがある。このような状況では，上気道炎や肺炎を起こす原因になりやすい。口腔内の清潔保持は重要であり，「**オーラルケア（oral care）**」の必要性が提言されている。オーラルケアは，単なる衛生慣行ではなく肺炎を予防する治療的看護であり，看護師だけでなく医師の積極的な関与が不可欠である。唾液の分泌状態，デンタルプラークの付着状態，虫歯の状態，義歯の状態，歯周炎など，口腔内の状態を正しく評価し，口腔内の状態に応じたオーラルケア（① ブラッシング法，② 洗浄法，③ 粘膜保護法）を行う必要がある。また，定期的な歯科検診も必要である。

〔4〕 排痰の援助

① **体位ドレナージ**　体位により下側になる肺の部分に痰が貯留しやすいため，体位変換をすることにより排痰しやすいように工夫する。

② **タッピング**　呼吸音を聴取した後，吸引の前にタッピングを行い，排痰を促す。ハンドマッサージ（電動肩叩き器）で振動を与えるのも効果的である。

③ **水分の補給と加湿**　痰を喀出しやすくするためには，気道を乾燥させないことが大切である。十分な水分補給と室内の加湿を行う。夏期の冷房や冬季の暖房は室内の湿度を低下させるため注意が必要である。湿度計で湿度を確認し（60 %前後），加湿器を使用するなど湿度を一定に保つことが大切である。

3.7.3 在宅ケアでの吸引

在宅ケアでは，入院中からの吸引ケアを継続する場合と，在宅療養に移行し，身体状況の変化によって吸引が必要となる場合がある。継続ケアの場合には，入院中から介護者が技術を習得するまでのケアトレーニングを行うため教育的なかかわりが可能であるが，在宅療養中に吸引ケアが開始される場合は，十分なトレーニングを行わないまま開始される場合も多いため，介護者の抱える不安は大きい。人工呼吸器を装着している場合や，長期臥床の高齢者，がん末期の対象者では，突発的な窒息に備えて予測的にかかわっていくことも大切である。在宅療養では施設内看護とは異なり，吸引ケアを行うのは本人または家族など看護専門職以外の介護者であるため，不安を感じながら実施していることが多い。そのため，介護者に対して生命の維持や症状緩和のために必要な手技であることを十分に説明し，介護者の手技や方法を一つ一つ確認し，励ましながら教育的にかかわることが大切である。

3.7.4 看護の実際

〔1〕 口腔・鼻腔吸引

（a） 必要物品

① ポータブル吸引器：使用の頻度と目的に応じて購入するかレンタルを利用する。

② 接続管
③ 吸引カテーテル
④ ガラスビン2個（吸引水用1個，0.05％ヒビテン液入りカテーテル消毒用1個）
⑤ 水（滅菌精製水，または水を沸騰させて冷ましたもの：湯冷まし）
⑥ 消毒薬（0.05％ヒビテングルコネート液）
⑦ 消毒綿
⑧ ガーゼ
⑨ タオル
⑩ 滅菌手袋
⑪ 聴診器
⑫ 吸引ビン洗浄用ブラシ

（b） 器具・器械の準備
① 吸引ビンに消毒液が入っていることを確認する。
② 吸引ビンの栓が十分に密閉されていることを確認する。
③ 吸引カテーテルと接続管を正しくセットする。
④ 電源を入れ，吸引圧を調整する。
⑤ 吸引カテーテルを母指と示指で圧迫し吸引圧が上がるのを確認する。

（c） 実施手順[†]
① 石鹸と流水でよく手を洗う。
② 対象者に説明し協力を得る（意識障害のある対象者にも必ず話しかけて実施する）。
③ 呼吸音を聴取する。
④ 水分補給，体位ドレナージ，タッピングなど排痰をしやすいように援助してから行うと効果的である。咳嗽ができる場合には数回試みさせる。
⑤ 誤飲を防ぐために対象者の顔は横に向ける。可能であれば上半身を挙上する。
⑥ 利き手に使い捨ての滅菌手袋をはめる。
⑦ 吸引器のスイッチを入れる。
⑧ 吸引カテーテルに蒸留水を通す（吸引器の作動確認となる）。
⑨ 挿入前にカテーテルの根元を押さえ，吸引圧力計のメータが上昇することを確認する。
⑩ 利き手でカテーテルの先端約5cmの部位をもち，他方の手でカテーテルを押さえたまま挿入し，鼻腔吸引の場合は，鼻腔に沿ってカテーテルを咽頭部まで進め（成人の場

[†] 1日1回は吸引ビンを洗い消毒する。カテーテルは毎日使い捨てにする。ビンは毎日洗い煮沸消毒する。蒸留水も毎日交換する。

合は 15～20 cm)，その後，カテーテルの押さえを外し，回転しながらゆっくり抜いていく。1回の挿入時間は 15 秒以内にする。分泌物が多い場合は数回に分け，間で深呼吸をさせ，十分に肺を膨張させて再度吸引する。

⑪ 口腔内吸引の場合は，口腔内にカテーテルを挿入し，吸引する。
⑫ 吸引が終わったら，カテーテルの周囲を消毒綿で拭いた後，蒸留水を通し吸引カテーテル内がきれいになるまで洗浄する。その後，消毒液を通す。
⑬ 吸引器のスイッチを切る。
⑭ 消毒入りビンに吸引カテーテルを入れる（口腔内・鼻腔内用と気管用は区別する）。
⑮ 対象者の呼吸状態を観察し安楽な体位に戻す。
⑯ 石鹸と流水でよく手を洗う。

〔2〕 気管内吸引

気管内吸引は気管内挿管・気管切開をしている場合に行われる。また気管内吸引は，細菌が気管内に入りやすい状態であるため，無菌操作が必要である。使用物品は，口腔・鼻腔吸引とは区別し使用する。

（a） 必要物品
① ポータブル吸引器：使用の頻度と目的に応じて購入するかレンタルを利用する。
② 接続管
③ 滅菌吸引カテーテル：口腔内・鼻腔用は区別する。
④ ガラスビン 2 個（吸引水用 1 個，0.02 ％ヒビテン液入りカテーテル消毒用 1 個）
⑤ 水（滅菌精製水，または水を沸騰させて冷ましたもの：湯冷まし）
⑥ 消毒薬（0.02 ％ヒビテングルコネート液）
⑦ 消毒綿
⑧ ガーゼ
⑨ タオル
⑩ 滅菌手袋
⑪ 聴診器
⑫ 吸引ビン洗浄用ブラシ

（b） 器具・器械の準備：口腔・鼻腔吸引と同様に準備する。
（c） 実施手順[†]（図 3.17）

①～⑨は，口腔・鼻腔吸引と同様に行う。
⑩ 利き手でカテーテルの先端約 5 cm の部位をもち，他方の手でカテーテルを押さえた

[†] 1 日 1 回は吸引ビンを洗い消毒する。カテーテルは毎日使い捨てにする。ビンは毎日洗い煮沸消毒する。蒸留水も毎日交換する。

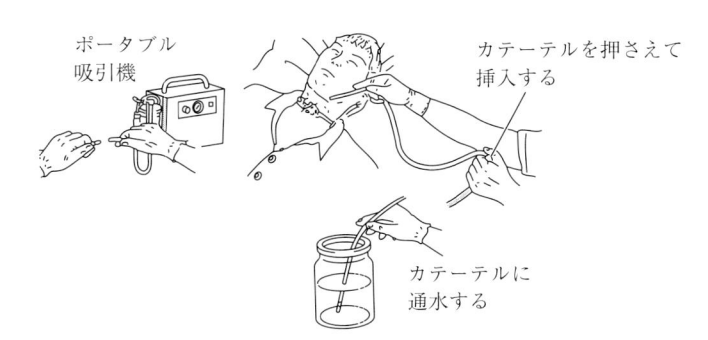

図3.17 気管内吸引の方法

まま気管カニューレ内に挿入し（カニューレの長さを超えない），その後，カテーテルの押さえを外し，回転しながらゆっくり抜いていく。1回の挿入時間は15秒以内にする。分泌物が多い場合は数回に分け，間で深呼吸をさせ，十分に肺を膨張させ，再度吸引する。

⑪ 吸引が終わったら，カテーテルの周囲を消毒綿で拭いた後，蒸留水を通し吸引カテーテル内がきれいになるまで洗浄する。その後，消毒液を通す。
⑫ 吸引器のスイッチを切る。
⑬ 消毒入りビンに吸引カテーテルを入れる（口腔内・鼻腔内用と気管用は区別する）。
⑭ 対象者の呼吸状態を観察し安楽な体位に戻す。
⑮ 石鹸と流水でよく手を洗う。

在宅ケアでは，看護専門職以外の人々がつねにケアを提供している。痰の性状や量，対象者の変化を的確に把握し，報告できることが異常の早期発見につながる。そのため，日常の観察ポイントや記録の仕方などについて主介護者に指導しておくことが大切である。消毒や手洗いの必要性については感染予防の点からも指導が必要となる。時間をかけて確実に行えるよう指導することが大切である。

3.7.5　気管切開口のケア

〔1〕　気管切開の目的

気管切開は，神経・筋疾患（筋萎縮性側索硬化症，ALSなど）や肺疾患（慢性呼吸不全など）などで肺機能の低下している人を対象に生命維持，予後の延長，（患者によっては）安定した家庭生活を送るために行われる。**在宅人工呼吸療法**（home mechanical ventilation, **HMV**）では，陽圧式人工呼吸器を用いる際，気管切開を行い，気管カニューレが挿入される。

〔2〕 気管カニューレの種類

気管切開口に挿入するカニューレは対象者の状態により選択される（図 3.18）。

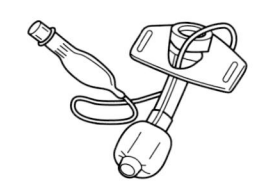

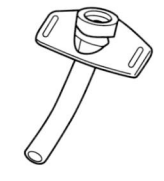

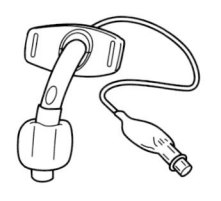

カフ付きカニューレ　　カフなしカニューレ　　窓付きカニューレ

図 3.18 気管カニューレの種類

〔3〕 在宅人工呼吸療法における気管切開口のケア

安全な在宅療養を送るためには，① 呼吸器の管理（安全のための確認など）② 気管切開部の管理（保清，安全のための確認），③ カニューレ交換，④ トラブル対処，が大切である。気管カニューレの交換は医療従事者が行うが，気管切開部の清潔保持・消毒，ガーゼ交換は毎日行う必要がある。気管切開部のケアは，施設内から在宅ケアに移行する場合，ケアの継続のため，退院前の指導に施設内看護師，訪問看護師，主たる介護者で指導内容を確認することが望ましい。

3.7.6 看護の実際

〔1〕 気管切開口の消毒とガーゼ交換

（a） 必要物品

① 消毒用イソジン液
② 清浄綿
③ 滅菌ガーゼ（Y字にカットしたもの）
④ 滅菌済綿棒（大）
⑤ 綿テープ
⑥ 滅菌手袋

（b） 実施手順[†]

① 石鹸と流水でよく手を洗い滅菌手袋を着ける。
② 対象者に説明し協力を得る（意識障害のある対象者にも必ず話しかけて実施する）。
③ 口腔内吸引，気管内吸引を行う。
④ 気管カニューレを固定している綿テープを緩める。
⑤ 気管切開部のガーゼを静かに取り除く。

---

† 保清は1日1回にこだわらず，痰などで汚れたらその都度行うようにする。

⑥ 清浄綿で気管切開部の周囲の汚れを拭きとる。このとき気管カニューレが抜けないようにチューブを保持しながら行う。

⑦ 気管カニューレを保持しながら，消毒用イソジンを含ませた滅菌綿棒で気管切開口周囲を消毒する。カニューレを引っ張り過ぎないように注意しながら行う。

⑧ 気管切開口およびその周囲の皮膚の観察を行う。

⑨ 新しい滅菌ガーゼを当てる。

⑩ 綿テープで気管カニューレを固定する（**図3.19**）。

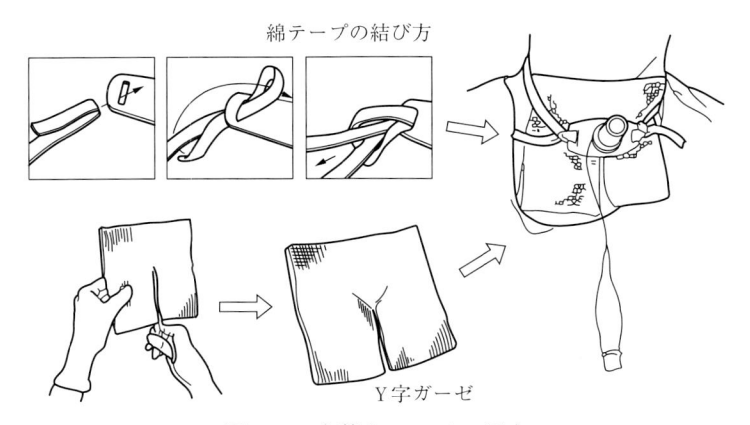

図3.19 気管カニューレの固定

〔2〕 気管カニューレの交換

カニューレの交換は週に1回医療従事者が行う。

（a） 必要物品　　ガーゼ交換時の必要物品につぎのものを追加する。

① 交換用カニューレ（現在挿入中のものと同じもの）

② 5〜10 ml シリンジ（カフ付カニューレを使用中の場合）

③ 潤滑剤（キシロカインゼリーなど）

（b） 実施手順[†]

① 現在使用している気管カニューレと同様のサイズのカニューレを準備する。カフ付カニューレの場合には，シリンジでエアを入れカフのエア漏れなどないか確認する。

② 綿テープは頸部周囲の2倍程度とし，カニューレに結んでおく。

③ 流水でよく手を洗い滅菌手袋を着ける。

④ 対象者に説明し協力を得る（意識障害のある対象者にも必ず話しかけて実施する）。

---

† カニューレのカフは自然にエアが抜けていることがあるので1日1回エアを抜いて指示されている量のエアを注入する。カフエアを抜く前に側孔から分泌物を吸引する。分泌物などの吸引が終わったらカフエア抜き，その後，指示されている量のエアを注入する。

⑤ 口腔内吸引，気管内吸引を十分に行った後，気管カニューレを固定している綿テープを緩めシリンジでカフの空気を抜く。

⑥ 交換用気管カニューレの挿入部に潤滑剤を塗布する。

⑦ 気管カニューレを抜去したら気管切開口およびその周辺を消毒する。

⑧ 気管カニューレが挿入されたら気管切開口に滅菌されたＹ字ガーゼを当て綿テープで固定し，カフにエアを入れる（指示された量を入れ，何 ml 入れたか確認する）。

4 ケアコーディネーション

4.1 痴呆患者ケア

〔1〕 痴呆患者のケアコーディネーションとは

　わが国では，近年，ケアマネジメント，ケースマネジメント，ケアコーディネーションなど類似する言葉が多用され，使う者によって異なる意味で用いられ，いまだに曖昧な定義のままであるように感じる。ケアコーディネーションには社会資源の有効利用のための調整と統合の意味があるので，より中心的機能を表現するものであるという見解もある[1]。1章では，ケアマネジメントを介護保険法上での意味でとらえ，療養生活に援助を要する人が必要な保健，医療，福祉サービスが統合されたサービスとして効果的，効率的に利用できるよう，情報収集，アセスメント，ケアプラン作成，モニタリング，修正・評価を行うことと定義した。そこで4章では地域保健法の基本指針の説明に基づき，ケアコーディネーションを，本人とその家族の社会資源の有効利用を中心的な目的とするケアマネジメントの機能に加え，本人・家族，およびサービス提供者間の継続的な連携（連絡，調整）のためのシステムの構築，必要な社会資源の質の維持・向上，あるいは開発の役割を含めたものとして考えたい。

〔2〕 診断と治療

　平成2年に100万人を超えた痴呆患者は年々増加の一途をたどり，平成32年には，老人性痴呆患者は292万人になると推計されている[2]。

　痴呆の原因には，脳外傷，脳炎，脳腫瘍，アルコール性痴呆，脳血管性痴呆，アルツハイマー病など，多くの疾患がある。わが国では，アルツハイマー型に比し，脳血管性の痴呆が多いといわれていたが，近年はアルツハイマー型痴呆も増えている。アルツハイマー型痴呆には，65歳未満で発症するアルツハイマー病と65歳以上で発症するアルツハイマー型老人痴呆がある。アルツハイマー型痴呆の症状には，原因不明の脳の萎縮により，計算力・理解力・問題解決能力の低下，人物の誤認，作話，感情鈍化，被害妄想などが見られる。脳血管性痴呆は脳の血管の梗塞などにより起こり，症状としては，神経症状，感情失禁などの感情

変化のしやすさなどが見られる。この代表的な二つの痴呆に共通する症状には，人柄の変化，記憶力の低下，見当識障害，失語失認などの脳巣症状，幻聴，夜間せん妄，周囲の者を困惑させるような徘徊，不潔行為，異食などの行動がある。日常生活の支障のない程度の記憶障害から始まるが，次第に重度になり，たえず危険防止のための注意が必要となる。

　痴呆症状の特異性は，本人と家族のいままで歩んできた時間が寸断されることにあるといえる。初めは最近の記憶から失い，自分がなにをしようとしていたのか，なぜここにいるのか，昨日なにをしたかなどがわからなくなる。そして，次第に過去の記憶が薄れ，自分がどこで生まれ，どのように人生を送ってきたのか，家族との関係でさえどのような関係なのか思い出せなくなる。このことは，本人の混乱や苦悩を生じさせるだけでなく，家族にも大きな苦悩となる。

　痴呆の診断は，長谷川式簡易知能スケールなどを用いた心理検査，頭部CTによる画像検査，脳波検査，そして病歴や現在の身体的所見などを合わせて総合的に行われる。脳血管性の痴呆は，高血圧や糖尿病の治療などを行って危険因子をコントロールすることで，進行を阻止し予防できる。アルツハイマー型痴呆は原因がわからないので，せん妄，幻聴，妄想，不眠に対する対処的服薬治療が行われることが多い。

〔3〕 ケアコーディネーションの目的

　まず，痴呆患者支援の目的として挙げることは，治療できるものは治療し，進行を防ぐということである。そのうえで，痴呆によって日常生活に困難を生じた人とその家族に対し，社会資源を活用することによりできるだけ介護負担を軽減するとともに，本人にとって安全で安心できる生活を保障することが重要である。さらに，本人・家族およびサービス提供者間の継続的な連携（連絡，調整）のためのシステムの構築，必要な社会資源の質の維持・向上，あるいは開発が必要である。

〔4〕 ケアコーディネーションのプロセス

　高齢者同様，介護者である家族から相談を持ち掛けられる場合がほとんどであろう。介護者の訴えをよく聴き，状態をよく観察し，アセスメントを行う。医療により改善する痴呆もあるので，早期に診断・治療を受けるよう促す。また，本人のセルフケア能力，理解力，コミュニケーションの能力は密接な関係があるので，単にできることとできないことを判断するだけではなく，身体的機能の問題なのか，理解力の低下による問題なのか，意思伝達ができないことによる問題なのか，また高齢者の場合は加齢に伴う聴覚や視覚機能の低下による問題なのかなどを合わせて考える必要がある。これらは複雑に影響し合い痴呆症状を正しく把握できないこともあるので，専門の医師による鑑別診断が必要なことも多い。また，家族が介護においてどのような役割を果たすのか，家族が痴呆ということをどのようにとらえているのか，本人は家族の中でどのような役割を期待されているのか，介護に費やすことので

きる時間は就労や学習のためにどのくらい制限されるか，家族以外の親戚や隣人などの援助はあるか，経済的な問題はないか，などから介護力を推測し，必要なサービスを考えていかなければならない。家族の介護負担の軽減と本人の安全が保証され，安心して生活できることをゴールとし，痴呆の重度化の予防，家族に対する痴呆の理解と介護方法の指導，そして進行し変化する痴呆患者の状態を的確に把握しながら，そのときに現れる症状に対処することを中心にケアプランを立案する。徘徊による転倒や交通事故，火の不始末，脱水症状などの危険と隣り合せのことも多いので，安全への配慮は重要である。また，一度説明しても繰り返し質問する場合や，財布を隠されたなどの被害妄想がある場合は，簡潔明りょうな言葉を用いて説明することが効果的である。このとき，例えば，幼児言葉を使用するなど，高齢者の尊厳を傷つけるような行為は行ってはならない。場合によっては，話題を変え別のことに関心を向けるほうが混乱を招かずに済むこともある。また，痴呆症状への対応や痴呆患者の安全への配慮，家族間の調整など，介護者の心身の負担は非常に重いものとなるので，介護者の健康状態には十分に留意しなければならない。疲労が蓄積したり体調が悪化する前に，計画的に短期入所などのサービスを導入するよう心がけたい。

　介護保険が適用になる場合は，多くのサービスの提供が可能である。利用する社会資源については，各職種が協働してそれぞれの機能を果たすことができるよう，随時，ケアプランや課題分析の妥当性，ケアの有効性などについて，ケア会議を開くなどして見直していく。

〔5〕 利用できる社会資源

（a） 高齢者痴呆介護研究センター　　痴呆性高齢者の支援サービスの充実と痴呆介護の質の向上を図る目的で，全国に3箇所設置されている。高齢者痴呆介護研究センターは，痴呆介護に関する研究や研修のための全国的ネットワークを整備し，質の高い痴呆介護の普及と専門職の養成を行っている。

（b） 老人性痴呆疾患センター　　老人性痴呆疾患センター事業は，都道府県が老人性痴呆疾患センターを設置して，保健医療福祉と連携をとりながら，痴呆患者あるいはその家族に対し，痴呆の専門医療相談，鑑別診断，治療方針の選定，医療機関や福祉施設の関係者による介護や治療・入院などについての相談，あるいは夜間や休日の救急対応について，一般的には精神科医や医療ソーシャルワーカーが相談などに応じるものである。これにより，地域の老人性痴呆患者などの保健医療福祉サービスが向上することを目的としている。

（c） 老人性痴呆疾患治療病棟　　痴呆による症状が原因で，在宅や施設の生活が困難な人に，入院して医療とケアを提供する施設である。

（d） 療養型病床群（老人性痴呆疾患療養病棟）　　長期療養を必要とする場合に，医療，看護，リハビリテーションを提供する施設である。

（e） 重度痴呆患者デイケア　　痴呆と診断された人が，主に痴呆の進行を防ぐために，

精神科の病院や診療所で手芸，体操，入浴，レクリエーションなどを1日4時間から6時間程度行うグループ活動である。ただし，介護保険の通所リハビリテーションとは併用できない。

（f） **痴呆対応型共同生活介護（グループホーム）他**　痴呆対応型共同生活介護（グループホーム）は，痴呆のある要介護1から5の高齢者が利用できる小規模介護施設である。十名前後で共同生活を送り，排泄，入浴，食事などの日常生活の介護や機能訓練などを受けることができる。痴呆性高齢者が，家庭的な生活の場で，できるだけ精神的にも落ち着いて自立した生活を送ることができるよう，地域で支えるサービスである。ゴールドプラン21では，平成16年度までに全国3200箇所の設置を目標にしている。

その他にも，高齢者であれば，食事を宅配する配食サービス，移動に介助が必要な人の外出を助ける外出支援サービス，理容師や美容師が自宅に来て整髪する訪問理美容サービス，布団などの乾燥などを行う寝具洗濯乾燥消毒サービス，電磁調理器や火災警報器や自動消火器などを給付・貸与する高齢者向けサービスなども利用できる。

（g）　**家族の会**　痴呆患者を抱える家族が交流することにより支え合い，学習会や研究会を通して学び合い，行政などに要望を出す活動を行っている。各支部があり，電話相談，会報発行，研究会，体験発表会などを積極的に行っている。痴呆患者の家族，保健医療福祉の関係者などが会員である。

〔6〕　**ケアコーディネーションの留意点**

治療が効果的な痴呆もあるので，まず，痴呆の症状や程度を正確に把握し医療に結び付けることが重要である。つぎに痴呆患者の介護の担い手である家族の介護状況を的確に判断し，必要な支援を提供する。記憶が不明りょうになり，日常生活の中でかつて経験しなかった失敗が増え，本人は非常な無力感を感じている。家族も，かつての本人にはなかった言動に，まるで別人になってしまったかのような疎外感や寂しさ，困惑を感じる。そして，本人も家族もこの事態にどう対処したらよいのか混乱状態に陥る。この事態を放置すると，家族は精神的余裕をなくし，つい大声を上げたり，子ども扱いしたりするが，このことで痴呆患者はさらに傷つき，ストレスが高まり，症状が悪化するという悪循環に陥ることになりかねない。この悪循環に至らぬようにするためには，家族が痴呆の状態を正しく理解できるよう援助し，家族に痴呆患者の尊厳を尊重するよう言動について助言し，心のゆとりを失わずに介護できるよう，社会資源を活用するだけでなく，こまめに相談に応じるなど精神的にも介護者を支えることが重要である。

また，公的な社会資源以外にも，家族の会などの自助グループを大いに活用したい。地域の自助グループが活発に活動することは，患者や家族が一人で悩むことなく地域に支えられて介護することになるとともに，地域の保健福祉に対する力量をはぐくむことにつながる。

地域住民が，そのニーズに合う保健医療福祉サービスを享受するためには，住民主体の地域づくりをすることが不可欠である。

今後も高齢化は続き痴呆患者は増加すると推測されているが，痴呆患者のQOLの向上を図るための制度と資源は，まだ十分とはいえない状態である。本人や家族のニーズを的確に把握し，そこから必要な制度や資源の開発やサービスの利用の普及，サービス提供者間の連携システムの改善などにも引き続き取り組んでいかなければならない。

4.2 難病患者ケア

〔1〕 難病とは

難病は，原因がわからず治療方法も確立されていない。症状は次第に進行し，やがて死に至る疾患である。長期にわたる療養と，日常生活上に重度の障害をきたす点が介護を困難にさせている。大きく分けると，神経系疾患，免疫系疾患，その他の疾患に分けることができる。現在，特定疾患治療研究事業の対象となっている難病は45疾患である（**表4.1**）。

表4.1 特定疾患治療研究事業の対象疾患

1. ベーチェット病	24. モヤモヤ病（ウィリス動脈輪閉塞症）
2. 多発性硬化症	25. ウェゲナー肉芽腫症
3. 重症筋無力症	26. 特発性拡張型（うっ血型）心筋症
4. 全身性エリテマトーデス	27. 多系統萎縮症
5. スモン	28. 表皮水疱症（接合型および栄養障害型）
6. 再生不良性貧血	29. 膿疱性乾癬
7. サルコイドーシス	30. 広範脊柱管狭窄症
8. 筋萎縮性側索硬化症	31. 原発性胆汁性肝硬変
9. 強皮症，皮膚筋炎および多発性筋炎	32. 重症急性膵炎
10. 特発性血小板減少性紫斑病	33. 特発性大腿骨頭壊死症
11. 結節性動脈周囲炎	34. 混合性結合組織病
12. 潰瘍性大腸炎	35. 原発性免疫不全症候群
13. 大動脈炎症候群	36. 特発性間質性肺炎
14. ビュルガー病	37. 網膜色素変性症
15. 天疱瘡	38. プリオン病
16. 脊髄小脳変性症	39. 原発性肺高血圧症
17. クローン病	40. 神経繊維腫症
18. 難治性の肝炎のうち劇症肝炎	41. 亜急性硬化性全脳炎
19. 悪性関節リウマチ	42. バッド・キアリ症候群
20. パーキンソン病関連疾患	43. 特発性慢性肺血栓栓塞症（肺高血圧型）
21. アミロイドーシス	44. ライソゾーム病
22. 後縦靱帯骨化症	45. 副腎白質ジストロフィー
23. ハンチントン病	

〔2〕 難病患者ケアコーディネーションの目的

難病の中には医療依存度の高いものが少なくない。筋萎縮性側索硬化症を例にとると，初期は四肢の筋力低下や運動機能障害により，転びやすく手足に力が入らないなどの症状が出

現する。この障害は徐々に進行し，発症から3，4年で寝たきりの状態になる。発語障害，嚥下障害などの球麻痺症状を呈し，呼吸筋麻痺による呼吸障害，発語ができないことによるコミュニケーションの障害が問題となる。

　このような疾患であるから，難病患者は次第に仕事や趣味，家庭内役割などへの喪失感を感じ生きがいを失うことがある。また，家族は長期に及び，医療依存度の高い，精神的にも身体的にも負担の重い介護を担うことになる。したがって，難病患者のケアコーディネーションの目的は，まず，高度な医療サービスの継続的な提供であり，つぎに，患者と家族のQOLの向上のための介護負担の軽減と保健，医療，福祉の協働である。

〔3〕　ケアコーディネーションのプロセス

　難病患者にとって，医療は療養の要である。入院中から地域の主治医との連携をとり，主治医による往診が受けられたり，必要なときは専門医の診療が速やかに受けられる体制を整えておくことが重要である。留置カテーテルの交換や感冒などの対処などは地域の主治医が日常的に対応することが望ましいが，緊急時や病状進行時は専門医が対応できるよう，退院前から体制づくりをする必要がある。各種の医療機器の装着が必要な場合は，退院前にその正しい使用方法や管理について家族だけでなく，在宅療養にかかわる関係職種も習熟していなければならない。

　また，疾患の受容，徐々に進む障害の受容，そして死の受容を迫られる患者を，精神的に支える家族の役割は重大である。医療的側面でも吸引や人工呼吸器の装着が必要な場合などは，24時間気の抜けない状態が続き緊急時にも備えなければならないうえ，コミュニケーションの障害から患者の意図を察することも必要となり，家族は疲労が蓄積して健康を損ねることになりかねない。このような負担をできるだけ軽減するためには，日々のケアがさまざまな職種によってそれぞれの専門的立場から総合的に提供できるようにコーディネートするとともに，実践的なケアだけでなく本人や家族を精神的に支えられるよう，それぞれが専門的知識をもって相談に応じることができなければならない。また，短期入所サービスを利用するなどして，ときには家族の負担の状況を判断しリフレッシュを勧めることも必要であろう。

　難病の病状や障害は刻々と変化する。変化に応じた適切なサービスがつねに提供できるよう，患者や家族の状況を正確に把握し，チームで情報を共有し，サービスを調整することを忘れてはならない。連携をとるチームメンバーとしては，本人と家族の他に，専門病院の医師，病棟看護師，理学療法士，医療ソーシャルワーカー，地域の主治医，保健所保健師，市町村保健師，訪問看護師，訪問介護，訪問入浴スタッフ，使用する医療機器の業者，患者会のメンバー，親しい友人，ボランティア，市町村の福祉課や福祉事務所，社会福祉協議会，緊急時の協力を依頼する消防署や電力会社などを挙げることができる。毎日かかわる訪問看

護師，訪問介護，地域の主治医，家族間では連絡ノートやファクシミリなどを活用して連絡をとり合うが，最低月に1回はチームメンバーが一堂に会してケア会議を行い，サービスの調整とケアの継続，強化を図る。

終の棲家をどうするかについては，事前に十分に話し合ったうえで本人と家族が選択できるよう支援したい。在宅で看取ると決めていた家族であっても，患者の症状や訴えが差し迫った状態を迎えると，やはり入院させたいということを選択する家族もあるので，どちらも選択できるよう準備を進めておくことが望ましい。残された本人と家族のかけがえのない時間が，より穏やかで充実したものとなるよう，生活の質，人生の質について配慮する必要がある。

〔4〕 難病対策および利用できる社会資源

(a) **難治性疾患克服研究** 科学や医療技術の発展により予後が改善したものもあるが，原因や根本的な治療法が不明の難治性の疾患がいまだに多く存在する。このため，国では難治性疾患の調査研究を進め，治療方法の確立を急いでいる。

(b) **特定疾患治療研究事業** 平成15年10月から都道府県事業として難病医療費支援制度が見直された。これは他の難治性疾患や障害者医療との公平性から自己負担の仕組みを変えたものである。重症者と市町村民税の非課税世帯以外のものは，所得と治療状況に応じて段階的に自己負担額が定められている。治療などにより症状が改善し「軽快者」となると，「特定疾患医療受給者証」に代わって「特定疾患登録者証」が交付される。「軽快者」は公費負担医療の対象とはならないが，引き続き訪問介護などのサービスを受けることができる。また，症状が悪化し交付負担を申請する場合には，「特定疾患登録者証」により提出書類が一部省略できるほか，悪化を医師が診断した日までさかのぼって公費負担医療が受けられる。

(c) **難病相談・支援センター** 平成15年より，都道府県事業として難病相談・支援センターが設置された。難病患者や家族の療養や生活上の悩みや不安に対して，電話相談や面接により相談に応じるものである。患者会や家族会，あるいはボランティアとの地域交流を促進し，福祉施設や難病医療拠点病院，難病情報センターなどと連携し難病患者の医療と福祉を支援するほか，公共職業安定所などの協力を得て就労支援を行うなどの活動をする。

(d) **介護保険** 特定疾患治療研究事業の対象疾患は45疾患であるが，このうちのクロイツフェルトヤコブ病，筋萎縮性側索硬化症，パーキンソン病，脊髄小脳変性症，シャイ・ドレーガー症候群，後縦靱帯骨化症，悪性関節リウマチ，広範脊柱管狭窄症の8疾患は介護保険の特定疾患として認められている。40歳から64歳までのこの8疾患と診断された人は，介護保険が適用となり，介護保険上の各種サービスを受けることができる。

(e) **難病患者等居宅生活支援事業** 市町村では，難病患者の自立支援と社会参加の促

進を目的に，訪問介護事業や短期入所事業，日常生活用具給付事業を実施している。特に，日常生活用具の給付の対象となる用具については，便器，特殊マット，特殊寝台，特殊尿器，体位変換器，入浴補助用具，歩行支援用具，電気式たん吸引器，車椅子に加え，平成15年より，動脈血中酸素飽和度測定器（パルスオキシメーター），意思伝達装置，吸入器（ネブライザー），移動用リフト，住宅改修費，特殊便器，訓練用ベッド，自動消化器が追加された。

（f） **患者会，家族会** 同じ病気や障害をもつ患者やその家族が，それぞれの体験を共有し，たがいに励まし合ったり療養生活や介護方法の工夫や生活情報を交換している。地域ごとに，あるいは難病専門病院ごとに組織化されていることが多く，相談活動，学習活動，行政への要請活動などを行っている。保健所は，積極的にその活動を支援している。

〔5〕 ケアコーディネーションの留意点

難病患者のケアコーディネーションは，生命危機の緊急性も高く，日常生活上の障害も多いため，多くの関係職種によるケアチームが円滑にその役割を果たすことができるよう留意しなければならない。そのためには，それぞれの役割をチームメンバーが相互に認識する必要がある。

国は，原因や治療法の確定しない難病について，資金を拠出して研究を進めている。専門病院は，関係者の教育研修，地域医療との連携，在宅訪問診療，在宅患者の一時入院や緊急入院の対応という役割があろう。医師，訪問看護婦，保健師，ヘルパーなどは日々適切なケアを提供し，チームメンバーに病状の変化や生活状況を報告しケアプランの修正や改善に貢献するという役割がある。ときには，事例検討会や学習会を通して，情報を共有し相互に学び合う必要がある。一方，保健所では，相談事業，保健師の家庭訪問，パーキンソン教室などの学習活動，難病検診，申請時の面接，訪問診療時の同行，患者会活動の支援など，生活の場である地域で難病患者を支える活動を行っている。平成7年の調査[5]では，神経系難病患者の場合，在宅で受療を継続する者は8割を超え，必要と思うサービスの上位は，専門医の医療相談，訪問相談，通所デイサービス，訪問看護，ヘルパー派遣であったと報告されている。

地域のサービスに関する知識の豊富な保健所保健師，医療施設と地域をつなぐパイプ役を果たす医療ソーシャルワーカー，総合的な視点からサービスを活用する支援を行うとともに調整する介護支援専門員（ケアマネジャー）などがコーディネーターの役割を担う場合が多いようである。そのケースを最もよく理解し，地域のサービスに精通したものが適任であろう。いずれにしても，難病のケアコーディネーションに最も重要なことは，関連する職種のネットワークづくりである。

4.3 ターミナルケア

〔1〕 在宅ターミナルケアのとらえ方

　ターミナルケアとは，医師，薬剤師，看護師，医療ソーシャルワーカー，臨床心理士などの多分野の医療専門家がチームをつくり，ターミナル期にある患者やその家族にトータルなケアを提供することをいう。ターミナル期は「あらゆる集学的治療をしても治癒に導くことができない状態，むしろ積極的な治療が患者にとって不適切と考えられる状態。通常生命予後は 6 箇月以内」[8]とされており，主としてがん患者が対象となる場合が多い。

　がん患者のターミナル期においては，痛み，嘔気，浮腫，呼吸困難などの不快な症状を伴うことが多く，ターミナルケアにおいては，こうした症状をできるだけ軽い状態にマネジメントし，クオリティーオブライフ（QOL）の向上を目指して支援することが重要となる。つまりこれは緩和ケア[9]と呼ばれている領域の医療のあり方である。ターミナル期にある患者は，どこにいようとも，こうした適切な緩和ケアを受ける必要性を有しており，近年では特に在宅における緩和ケアの提供システムについて広く語られるようになってきた。

　したがって，在宅ターミナルケアだから特殊な治療方法があるわけではない。ここでは，症状マネジメントや死の準備教育の基本について解説するのではなく，在宅でターミナル期を過ごすことを支援するための若干の方法論と，その意味について述べておきたい。

〔2〕 在宅ターミナルケアにおける看護のポイント

（a） 患者と家族がどのように過ごしていきたいのかということを最優先する　　「病院で気を使いながら過ごしたくない」，「とにかく家の風呂に入りたい」，「点滴さえ家でできるなら 1 日も早く帰りたい」，「家にいて，子供たちに『いってらっしゃい』と『お帰りなさい』の声をかけることが母親として子供たちにしてあげられることです。」などと在宅ターミナルケアを選択した患者たちは語っている。自分の人生が長くないと知った人たちがなにを大切に思いながら過ごしたいのかという希望を察知しながら，それを優先して看護目標を立てることが求められる。

　本人や家族の希望を聞くことは簡単なことではない。痛みがあるとか，体が思うように動かないといった症状と付き合いながら，自分の人生を振り返り，そして最後をどのように締めくくるのかというきわめて重い人生の選択を支援することが，この時期の看護をさせていただくわれわれに求められている役割なのである。こうした役割は，在宅であろうと病院の中であろうと等しく求められていると考えるが，在宅であったほうが，その選択肢は大きく感じる。

　遠慮勝ちな患者は希望を述べることは少ないかもしれない。また，「外出もできますよ」

とか「お風呂もよければ入ることができますよ」といった選択肢を示されないために，初めから諦めてしまっている患者もいるかもしれない。また，家族に迷惑をかけるからと考える患者もいるかもしれない。経済的な心配をしてなにもいえない患者もいるかもしれない。こうした患者の立場を熟知して，その患者が選べる範囲での選択肢を提示していくことも重要である。

　選択肢を提示するタイミングもまた重要である。空腹でない人に一流レストランのメニューを渡しても興味を示さないように，一般に，私たちが食べたいものをメニューから選択するときには，自分のおなかがすいているときにお財布の具合も配慮し，そして一緒に食事する相手のことも考えるものである。ターミナルケアでも同じようにいえることは，身体症状が激しいときに，これからの希望など聞けないということである。どこかに行きたい，誰かに会いたい，写真が見たい，好きなものを食べたいなど，希望に添えることは山ほどあるが，症状がコントロールされて初めて，患者は希望について考え始めることができるのである。ターミナルケアにおいて，症状コントロールが最も重要であるとする理由はここにある。

　では，在宅ターミナルケアでは，すべての患者に対して病名や予後の告知がなされることが求められるのであろうか。ある事例を紹介しよう。70歳代の男性で，肺がん末期である。家族がどうしても病気のことは話さないで欲しいと強く希望され，肺に水がたまる病気であるとの主治医からの説明の後帰宅されていた。多くを語らない患者であったが，家族や訪問看護師にはつねに穏やかに接しておられた。食事や排泄，清拭（せいしき）など，日々の生活はベッド上で淡々と続けられていた。「症状が落ち着いているうちになにかなさりたいことがあればお手伝いできるかもしれません」と看護師が家族に伝えるが，「そうですねえ」との答えで，一向に具体的な話には発展しなかった。そうして次第に呼吸苦が強くなりモルヒネの使用量が増えていった。病状が告知されていない患者によくあることだが，こうした症状の変化を受け入れられず，「なぜよくならないんだ」という疑問を家族や医療者に投げかけることがある。しかしこの患者は，そうした攻撃的な態度はまったく示さず，静かに皆に感謝の気持ちを残して旅立ったのである。人生最期の大切な時間を，それだとも気づかれないままに，ただ淡々と過ごしたことが本当によかったのだろうかと，なにかすっきりと納得できない私たち訪問看護師に対して，「いわれなくてもそのくらいわかっていましたよ」とでもいっているような，そんな気持ちにさせてくれるほど，穏やかな最期となったのである。残された家族は，「父らしい最期でした」と語った。

　その人が，人生の終わりになにをしたいと思っているのか希望を聞くということは難しい。人それぞれの信念や価値観をどのように見ればよいのか，広い視野と深い洞察力を身に付けていく努力を看護師は続けていかなければならない。

（b）看護師だけでなく多職種と協働する　在宅ターミナルケアを支援するのは看護師だけではない。いくつかの専門職が智恵と力を出し合い，医療や福祉の枠を越えて，縦糸と横糸を織り合わせていくように，その患者と家族にとってのケアを紡いでいくことが重要である。

　在宅ターミナルケアにかかわる専門職とは，医師，薬剤師，介護福祉士，医療ソーシャルワーカー，カウンセラー，宗教家などである。また，介護保険が適応となる患者である場合には，介護支援専門員（ケアマネジャー）も含まれる。在宅ターミナルケアでは，看護師の訪問が他の専門職の訪問よりも時間や回数の面で多くなるため，それに伴い看護師は，患者や家族にとっての相談の窓口となりやすい。また，身体面，精神面，社会面と幅広く対象者をアセスメントする力を持ち合わせているため，関係各職種間の間をつなぎ合わせていく役割，つまりコーディネーター機能を期待されている。関係職種それぞれが同じ目標をもち，患者・家族と向かい合っていけるよう，カンファレンスを開催したり，たがいの専門性を尊重し，情報を整理して伝えていくことが重要である。

（c）24時間の支援体制を確立する　在宅ターミナルケアを必要としている患者・家族を支えるためには，昼夜を問わず支援できる体制を整えておくことが必須である。輸液ポンプが動かなくなったり，痛みが激しくなったり，尿が出なくなったり，不安な気持ちが強くなったり，さまざまなことが起こり得るのが在宅ターミナルケアである。患者・家族はいつでも相談ができ，求められれば，そのときに訪問できる臨時の訪問体制を整えておくことが必要とされる。

　また，このこととは少し考え方が異なるが，必要なときに必要なケアを提供するための24時間型の訪問体制の整備も期待されている[10]。例えば，朝食前の早い時間帯に，排泄のケアをして清拭をすることで，その日一日が心地よく過ごせる状況であるが，家族介護者にすべてをゆだねることができない場合，訪問看護ステーションの始業時間前に訪問することはできないであろうか。また，不安が強くなる就寝前に訪問することはできないだろうか。こうしたいわゆる日勤帯（多くの場合9時から17時）だけでなく，そこから外れた時間帯に計画性をもって訪問することが在宅ターミナルケアを実施する訪問看護ステーションに求められている。また，1日1回のみならず複数回訪問し支援する体制も整えられてきている。

（d）遺族へのケアにも配慮する　在宅ターミナルケアにかかわり，患者を自宅で看取った遺族は，「自分でもよくやったと思います」とか「お陰様で父も喜んでいると思います」などと，それまでのプロセスを肯定的に受け止めて表現される場合が多いと感じる。しかし一方では，自分が大切に思っている家族を失ったという打撃は大きく，それまでがんばってきた姿勢とは打って変わって，暗く電気も点いていない部屋の仏壇の前で，肩を落とし

て座り込んでいる遺族を目の前にすることもある。

　家族が死を迎えるプロセスに寄り添うことは，家族にとってさまざまな葛藤を生む。例えば，「いま，自宅で過ごすことがベストな選択なのであろうか。入院していれば，もっとよい治療法があるのではないか」とか「親戚からなぜ入院させないんだといわれてしまって…」とか「呼吸が苦しそうな母を見ていられなくて，救急車に乗せてしまったのです」といったように，本当にこれでよいのか，自分や患者が選択したこの療養方法が最適であったのかという不安を抱えている家族は多い。こうした家族を患者の死後も含めて，支援していくグリーフケアが，訪問看護師には求められている。患者の死後間もない時期のグリーフケアでは，遺族を訪問したり，手紙を送ったりして，話の聞き手となり，遺族が悲嘆を乗り切るプロセスを見守り，必要と判断される場合には，つぎの支援体制（遺族会とかメンタルケアなど）につなげることが役割となる。

（e）**病院での退院支援のあり方**　　入院しているがん末期患者を，どのようにして在宅ターミナルケアに移していくのかについて考えてみる。がん末期患者の退院は，おおむねつぎのような条件が整っていることを前提とする。つまり，① 病状が比較的安定していること，② 移動する能力が損なわれている場合，身近に介護者がいることと訪問診療を行う医師がいること，③ 患者・家族が在宅での療養を希望していること，の三つである。

　ここで，例えば，麻薬を使ってペインコントロールをしているとか，抗がん剤治療を受けているといった条件が加わっていないことに注目して欲しい。実際，麻薬を使用して疼痛管理を行っている例も多く，また，症状コントロールの一環として抗がん剤治療を実施している例もある。いわゆるハイテク在宅ケアとして扱われている医療機器や注射薬を自宅に持ち込んで継続して行える療法として，在宅酸素療法，在宅中心静脈栄養法，在宅抗がん剤療法，在宅疼痛管理，などが在宅ターミナルケアに応用されている。

　訪問看護の対象者は，寝たきりにある患者というイメージがあるかもしれないが，在宅ターミナルケアの場合は必ずしも寝たきりの患者ではない。むしろ，自分で動ける状態であって，さらに症状コントロールを必要としている状態にある患者に対して，早い時期から訪問看護師がかかわることで，スムーズに終末期[†]を迎えられるものと考える。

　入院中の患者・家族に対して在宅ターミナルケアの導入を行うことはそうした理由において重要であるが，その具体的な内容は，**表 4.2** に示した。

　病院の看護師が在宅ターミナルケアの導入にかかわるとき，これら五つの内容について，主治医と相談しながら，そして訪問看護の担当者と打合せをしながら準備を進め，相手の心

[†] 川越厚が，著書「在宅ホスピスケアを始める人のために（医学書院）」[10] の中で，在宅ホスピスケアの諸相として「準備期」，「開始期」，「安定期」，「終末期（臨死期）」，「死別期」の五つの段階に分けてその介入方法について述べているところの「終末期」。「準備期」と「開始期」において導入が円滑に行われることが，その後の重要な鍵となる。

表 4.2 在宅ターミナルケアの導入時に行うこと

① 病状について，現在の状態と今後予測される変化について，患者および家族に説明をする。
② 在宅で行われる症状コントロールの方法について説明する。
③ 訪問看護その他利用できる在宅サービスの内容について説明する。
④ いつでも連絡可能な連絡先を知らせる。
⑤ いつでも入院時には受入れが可能であることを説明する。

理状態に寄り添いながら話を進めていくことが重要である．必要に応じて，退院前に家屋状況を見て，ベッドの置き場所や手すりの位置などを検討したり，退院前に外泊として数日間，輸液ポンプをつけたまま自宅で生活することを体験したりということを試みながら，患者や家族の不安をできるだけ解消する方法をとりながら，退院の準備をしていくことが求められる．

退院支援の際気を付けたいことは，今後予測されることを詳細にわたって伝えることや，医療機器の使用に関して，起こり得るトラブルの詳細について説明することは，患者・家族の不安を増強させる結果につながることがあるため，相手の反応を注意深く観察しながら，必要最小限の情報を伝えることである．退院支援に時間をかけ過ぎたために，在宅ターミナルケアの「安定期」を逃してはならない．

〔3〕 終末期・死別期のケア

死を間近にしている患者は，反応が少なくなり，脈が弱く，手足が冷え，血圧低下し，尿量が減少するなどの変化が起きる．それまで落ち着いて在宅ケアに取り組んでいた家族であってもこうした変化に伴い不安を表現する場合が多い．そのときに在宅ターミナルケアにかかわる医療チームは，死期が近づいていることを説明するとともに，いま改めて治療を行うということではなく，見守ることの重要性についてしっかりと説明することが求められる．見守るということは，口腔ケアや部分浴といった清潔ケアを行いながら，衣服や掛け物が不快とならないよう配慮し，話しかけながら身の回りを整えるという作業を通して行われる．在宅ターミナルケアの準備期から順調な経過をたどっている家族であれば，「いよいよか」といった感覚をもち，落ち着いて対処することが可能である場合が多い．しかし，一度在宅で死を見守ると決心した家族であっても，実際に患者の呼吸苦が激しくなったり，痛みがコントロールされなかったり，おびただしい出血が見られるような場合は，ぎりぎりのところで入院を選択する事例もないわけではない．医療チームは，患者・家族がそれだけ揺れ動く気持ちをもって過ごしていることを十分に理解し，その意思決定に参画し，どのような選択であっても，選んだのであればそれが正しかったということをしっかりと保証していくことが求められる．

〔4〕 在宅での死亡について

病院の外で，医師に見守られないで死亡した場合，死亡診断を誰が行うのかが問題になる

ことがある。医師は診察なしに死亡診断書を交付することができないとされているが（医師法20条），死亡時に医師が立ち会っていない場合であっても，最後の診療から24時間以内の死亡であれば，改めて死後診察を行わなくても死亡診断書を交付することができる。また，24時間以上経ってしまった場合であっても，死後の診察によって法医学的に異状な死亡でなければ死亡診断書が発行されることになっている。診療中の疾病と関係がなく異状な死であるとされる場合には，警察への連絡が必要である。異状な死であるかどうかを判断する際，看護記録が後になって活用される場合があるため，訪問看護記録には，患者の病状変化について明記しておくことが求められる。

2003年3月に厚生労働省から出された「新たな看護のあり方に関する検討会」の報告書[12]では，在宅医療を推進していくという方向性の中で，こうした在宅での死亡に関する件が検討されている。つまり，在宅死に医師が立ち会えなかった場合，最後の診察から24時間以内であれば，死の3徴候を確認した訪問看護師が医師に報告し，「指示に沿って，患者の尊厳や家族の気持ちに十分に配慮し，点滴の抜去，身体の清拭などの適切な対応を行うことも考慮する必要がある。」という内容であり，訪問看護師にさらなる自律性が求められているといえよう。

4.4 在宅疼痛管理

在宅ターミナルケアを実施するうえで必ず求められるシステムが疼痛管理である。がん患者の痛みは，腫瘍の増大に伴う身体的要因からくる痛みだけではなく，精神的要因，社会的要因，霊的要因が複雑に作用して起こる，全人的な痛みとして理解して対応することが重要であるとされている。従来，わが国におけるがん末期患者に対するモルヒネの投与量が，欧米諸国に比べてきわめて少ないことが指摘されてきたが，1986年にWHO（世界保健機構）が，モルヒネを適切に活用することによって2000年にはがん性疼痛に苦しむ患者をなくすことを目標としたガイドラインを提唱したことをきっかけに，WHO方式のがん性疼痛の治療方法に関する啓蒙活動が始められた。その効果は，医療用モルヒネ消費量の大幅な増加（1986年が121 kgであったのに対して，1996年では852 kg[13]）で見ることができるが，しかしながら実際の除痛率を見ると50％でしかないと報告されている[14],[15]。ここではWHO方式に基づき，基本的な疼痛管理の考え方とそれを在宅で活用するためのポイントについて概説する。

〔1〕 **疼痛アセスメントの考え方**

末期がん患者の疼痛アセスメントとは，患者の痛みを全人的に理解するということである。がん患者が訴える身体的な痛みの原因には，がん細胞が大きくなること自体に関連した

痛み，化学療法や手術といった治療に関連した痛み，全身が衰弱することによる痛み（便秘や褥瘡など）が考えられる。こうした痛みが，今後の病状に対する不安や社会からの疎外感，あるいは家族への気遣いといったさまざまな要因と絡み合って，患者にとっての痛みとして存在しているということを十分に理解することが全人的にアセスメントするということである。

疼痛アセスメントをする際に，医療者の姿勢として重要なのは，疼痛を主観的なものと理解し，患者が訴える痛みを信じるということである。検査データから見て，痛くないはずだといったアセスメントは，痛みを訴えている患者にとっては失望感につながるだけであろう。したがって，痛みを評価できるのは患者自身だけなのである。痛みは緩和することができるという前提に立ち，患者には，痛みを我慢するのではなく表現して欲しいのだということを繰り返し伝えることが大切である。患者が痛みを表現することを助けるための方法を**表4.3**に示した。痛みの強さの表現方法として数字を使わない例として，visual analogue scale (VAS) や，face scale が活用されている[16]。

表4.3 疼痛アセスメントのための道しるべ

① 痛みの部位：「どこが痛みますか？」
② 痛みの強さ：「痛みのない状態を"0"，あなたが経験した痛みで最も強いものを"10"とした場合，いまの痛みはどのくらいですか？」
③ 痛みの性質：「どのように痛みますか？例えば，刺すような痛みとか，重たい感じなど」
④ 痛みの変化：「いつ，どのようなときに痛みますか？」
⑤ 痛みによる影響：「夜間，痛みで起きてしまうことはありますか？痛いことで，生活や仕事などに影響が出ていますか？」
⑥ 全人的苦痛を配慮する：「いま，感じていることを教えてください」

[2] 鎮痛薬による疼痛コントロールの原則

WHO は，「患者は痛みの治療のために鎮痛薬を要求する権利を有する」と明示している．また，がん性疼痛は鎮痛薬によってコントロールすることができるという特徴をもっているため，患者の訴えを信用し，薬物を用いた疼痛コントロールを適切に行うことが，医療者に求められる．WHO が推奨している薬剤を用いた疼痛コントロールの原則について理解しておこう．

まず，疼痛コントロールの目標を段階的に設定して，投薬のスケジュールを調整することが示されている（**表4.4**）。一気に痛みがなくなることを目標に掲げるのではなく，一つ一つ，階段を上っていくように，状況を改善していくことを計画的に行っていくのである。

表4.4 がん性疼痛知用の目標（文献 13) p.31 より引用）

第1段階：痛みに妨げられない夜間の睡眠時間の確保
第2段階：安静時の痛みの消失
第3段階：体動時の痛みの消失

つぎに，使用する薬剤については，WHO三段階除痛ラダーに従って考えるのが原則となっている。つまり，初めからモルヒネを使用するのではなく，まずは非オピオイド鎮痛薬（代表的な薬剤名：アスピリン）を用い，それでは除痛できない場合，弱オピオイド鎮痛薬（代表的な薬剤名：コデイン）を併せて使用してみる。それでも除痛できない場合，強オピオイド鎮痛薬（代表的な薬剤名：モルヒネ）を用いるという方法である。ただし，必ずしも非オピオイドから使わなければならないというものではなく，痛みの強さによっては弱オピオイドから使用する場合もある。また，神経障害性の痛みや骨転移による痛みは，モルヒネの効果が上がりにくいとされており，ただひたすらにモルヒネの量を増やしていくということではなく，鎮痛補助薬の使用や放射線療法などを組み合わせて徐痛を図ることが必要である。

鎮痛薬の使用は，疼痛管理の基本である。**表4.5**には鎮痛薬を使用する際の原則を挙げておく。

表4.5 鎮痛薬投与方法の原則（文献13) p.31より引用）

① 可能な限り経口投与とする（by the mouth）。
② 時刻を決めて規則正しく使用する（by the clock）。
③ WHO3段階除痛ラダーに沿って効力の順に薬剤を選択する（by the ladder）。
④ 患者ごとに個別的な有効量を決定し投与する（by the individual）。
⑤ 服用に際して細かい配慮を行う（with attention to detail）。

以上ががん性疼痛をコントロールするための基本原則である。また，こうした薬剤を使いながら生活している患者をサポートする看護師には，麻薬のさまざまな剤型や血中濃度の推移，さらには，麻薬製剤を使用したときに生ずる副作用についても熟知していることが求められる。近年，麻薬製剤の剤型は，在宅医療を視野に入れ，服用しやすい工夫がなされてきている。水薬，除放錠，貼付剤，顆粒，座剤，注射薬がそれであり，これらを原則に沿って選択し，活用していくことになる。

モルヒネを使用する場合，初期であれば嘔気，嘔吐が発生しやすいこと，そして便秘は最も発生頻度の高い副作用として知られている。そのほか，口腔内の乾燥，発汗などの副作用もあることを知り，モルヒネ開始に，患者・家族に十分に説明をし，対策を立てておくことが重要である。患者が勇気をもってモルヒネの服用に臨んだとしても，服用後，不快な症状が伴うことで，患者はモルヒネに対する信頼感をもてないまま，「飲めば，また具合が悪くなる」といった印象をもつことにつながり，薬剤を積極的に用いた疼痛コントロールを進めていくための障壁となってしまうことがあるからである．

〔3〕 **在宅で疼痛コントロールを行うときの基本的な考え方**

患者が痛みを訴えているということは，できるだけ早い対処を要する緊急事態である。痛みを訴えている状況を長引かせてしまうことや，患者に対策を講じていることを伝えないま

まに待たせておくことがないよう,配慮して行動することがきわめて重要である。訪問看護を行う事業所では,営業時間外であっても臨時の訪問をする,医師に往診を依頼する,あるいは外来受診を勧めるといった対策がとれるよう,日ごろから調整しておくことが必要となる。また,こうした臨時の訪問や時間外の受診を避けるために,在宅ケアが開始される前に,医師から前もって幅のある指示を得ておくことも今後検討していかなければならない課題である(「包括的指示」[12])。

在宅ケアを,入院という環境と比べた場合,絶対的に不利な条件とは,医療者と患者の物理的に距離が離れているということである。入院していれば,取り急ぎ,誰かが対応することができる。しかし在宅ケアの場合には,電話で相談を受け,言葉だけの対応でかかわることになる。そして,相手の目を見ながら,あるいは痛む部位をさすりながら訴えを聞くことができるまでには,看護師が移動するのに必要な時間を要した後ということになる。また,医師に薬剤の処方を依頼したとしても,薬剤そのものが患者の手元に届くまでには,さらに長い時間を要することになる。その圧倒的な物理的距離をいかに克服するのかが,在宅で疼痛コントロールを行う際の大きな課題となる。そのため,訪問看護師が,麻薬を患者宅まで搬送することが可能となったり,主治医と訪問看護師が事前協議した事柄(麻薬の投与量や副作用対策等)であれば,その範囲内であれば看護師の裁量で服薬の調節ができるといったプロトコールの開発も急がれている[17]。

実際に在宅ケアの現場で行われている工夫は,以下のとおりである(**表4.6**)。

表4.6 在宅で疼痛コントロールを行う際の工夫

① 頻回の訪問で,痛みの動向についてつねに把握している。
② 除痛できない場合の薬剤の増量や追加投与について医師から予測的な指示をもらっておく。
③ 薬剤が足りないということがないよう,配慮し調整する。
④ 24時間体制で,患者の連絡を受けられるよう体制を整えておく。
⑤ 必要時,夜間であっても臨時訪問ができるよう,看護師の体制を整えておく。
⑥ 痛みについて,患者・家族が隠すことなく,積極的に訴えることができるような配慮を忘れない。
⑦ 服薬だけに頼らず,リラクゼーション,音楽療法,マッサージなどの疼痛緩和の方法を検討し,患者・家族が自ら痛みに対して,対策を講じることができることを指導し,支援していく。

5 住環境の整備

5.1 在宅ケアにおける住環境整備の意義

〔1〕 在宅の要介護者と住環境整備

　在宅の障害者や高齢者の生活を，安全で安心できる，質の高いものにするために，住宅のつくりから見直していこうとする気運が高まっている。これには高齢者数のいっそうの増加と，介護保険による在宅サービスの普及などの環境の変化が大きくかかわっている。

　65歳以上の高齢者は，2005年には約2 502万人おり，これは全人口に占める割合では19.7％にも及んでいる。このうち75歳以上の後期高齢者は1 120万人，同率では7.9％いる。そしてこの数は以後いっそう増加していくと予測されている。

　一方，介護保険制度は2000年の4月から始まった。当初は，それまでほとんど家族だけによる介護だったので，他人が自宅内に入ることに違和感があったのか，利用者は少なかったが，今日ではこの在宅サービスを受け入れる人も多くなってきている。

　しかし，わが国の場合，在宅サービス制度を開始する前に，住宅にそれを受け入れやすくする環境整備が十分には行われていなかった。そのために，在宅の要介護者も，また介護者も，**図5.1**に示したように多くの困難を抱えながら生活している。

　住環境，とりわけ住宅内は，在宅で療養する人にその人がもっているハンディを感じさせないだけでなく，生活の自由度を広げ，それまでもっていた興味や活動が継続でき，さらに生きがいや健康を増すような場でありたい。そうすることによって，日常生活でも，人間の尊厳を保ちながら精神的な自立も得られるであろう。

　住環境の整備は，同時に介護する者にとっても大きな意味をもっている。それは要介護者の生活の質（QOL）が高まり，自立度が上がれば，介護者はそれだけ長時間にわたるたいへんな重労働を軽減され，ときにはそれからの解放となるからである。

　そして，日常の生活や介護に余裕ができれば，両者にとってストレスや精神的負担も軽くなって，よりいっそうよい家族関係で住み続けることができるようになる。

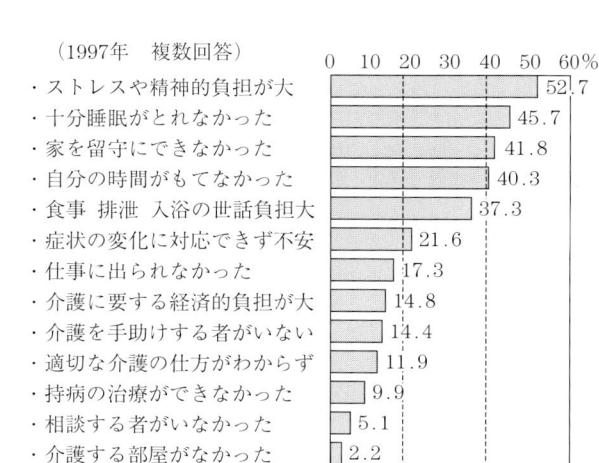

（1997年　複数回答）

- ストレスや精神的負担が大　52.7
- 十分睡眠がとれなかった　45.7
- 家を留守にできなかった　41.8
- 自分の時間がもてなかった　40.3
- 食事 排泄 入浴の世話負担大　37.3
- 症状の変化に対応できず不安　21.6
- 仕事に出られなかった　17.3
- 介護に要する経済的負担が大　14.8
- 介護を手助けする者がいない　14.4
- 適切な介護の仕方がわからず　11.9
- 持病の治療ができなかった　9.9
- 相談する者がいなかった　5.1
- 介護する部屋がなかった　2.2
- その他　0.8
- 特に困ったことはなかった　19.6

図 5.1　介護者が日常生活で困っていること（厚生労働省「人口動態統計」1997年より）

〔2〕　要介護者の家庭生活

　住環境の整備にあたっては，居住者，特に介護を必要とする，または近い将来必要になる人の生活を正しく理解することが重要である。一般に，住宅の建設や改修を計画し，建設を推進する主体は，自らは障害をもった生活を体験していないことが多い。また，介護される人は，要求を出さずに，我慢しようとする傾向がある。そのため要求をくみ取ることはなかなか難しい。

　高齢期の一般的な身体能力，および生活の特徴を挙げると

① 個人差が大きいが，生理的，感覚的，身体的，精神的，知的な機能は年を経るごとに低下し，特に75歳を超えると著しく低下して，日常生活動作にも支障を来すことが多い。また有病率，受療率も高くなる（**図 5.2**）。

② その時期は在宅時間が長くなる。加えて同居家族も加齢のため介護力も落ちてくる。

③ 家族関係の急激な変化がある時期でもある。同居していた家族が分離し，高齢で単身か夫婦のみの小世帯が多くなる。若い女性がいる場合も労働への参加が進展し，介護は困難になる。

〔3〕　要介護者の現在の住環境

　住宅・土地統計によれば，2003年現在のわが国の全住宅数は約5389万戸で，総世帯数は約4716万世帯である。したがって，住宅の数は世帯数の1.14倍ある。しかし，その質まで見たときは，**図 5.3**に見られるように，特に高齢者が安心して住むには，多くの問題を抱えていることがわかる。また，住宅各部の不満以上に，現在の住環境には深刻な問題がある。毎年，最も安全な生活の場であるべき住宅内で多くの事故が発生しており，2002年には1年間で1万1千人を超える人が亡くなっている。その主な原因は，浴槽での溺死，転

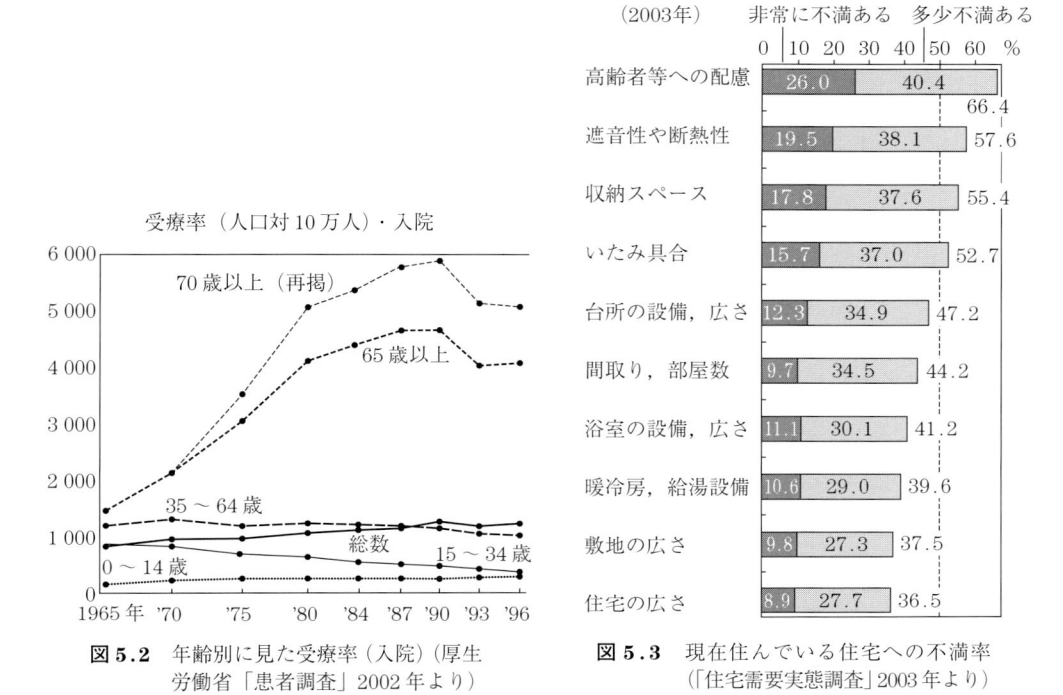

5.1 在宅ケアにおける住環境整備の意義

図 5.2 年齢別に見た受療率（入院）（厚生労働省「患者調査」2002年より）

図 5.3 現在住んでいる住宅への不満率（「住宅需要実態調査」2003年より）

倒，転落，墜落，などである（**表 5.1**）。また，阪神大震災でも多くの高齢者が住宅内で亡くなっている。幸い，死に至らずけがで済んだとしても，高齢者の場合，子供や若者と異なり，事故をきっかけに寝付いてしまい，結果的に病を抱え，死を早めることも少なくない。

表 5.1 住宅内で不慮の事故でなくなった人

		全年齢〔人〕	65歳以上〔人〕	65歳以上割合
家庭での事故死総数		11 109	8 368	75.3 %
	うち住宅にかかわる事故	5 431 (100.0)	4 353 (100.0)	80.2 %
	① 浴槽などでの溺死	3 255 (59.9)	2 752 (63.2)	84.5 %
	② スリップ，つまずきなど同一平面上での転倒	979 (18.0)	841 (19.3)	85.9 %
	③ 階段またはステップからの墜落，転倒	433 (8.0)	295 (6.8)	68.1 %
	④ 建物からの墜落など	383 (7.1)	166 (3.8)	43.3 %
	⑤ その他の事故	381 (7.0)	299 (6.9)	78.5 %

厚生労働省「人口動態統計」2002年より．

これらの中には，住環境の整備が十分であったなら防げていた事故も少なくないと考えられる。

このように，現在の住宅は高齢者や障害者の身体状況に適合して建てられていないものが多く，なんとか我慢をしながらそれに慣れ，多くの障壁（バリア）の中で住んでいるといえる。

〔4〕 これまでの住宅のつくり

要介護者に住みにくいと感じさせる多くの障壁は，これまでの住宅のつくり方から生じているものも少なくない。以下に，例を挙げる。

（a） **従来の住宅には段差が多い**（図 5.4）　高温多湿の風土に，木材を主たる材料でつくる住宅では，湿気による腐れを防止するために，床を地盤より上げるのが通常のつくり方である。さらに床の材料の違いや，雨水や風呂の水の排水を考慮したりして，玄関の敷居や，上がりかまち，廊下と和室，洋室と和室，脱衣室と浴室などに段差が生じる場合が多い。また，大都市周辺は丘陵地を開発した住宅地も多く，そこでは敷地自体がすでに接道との間に大きな段差をもっている。

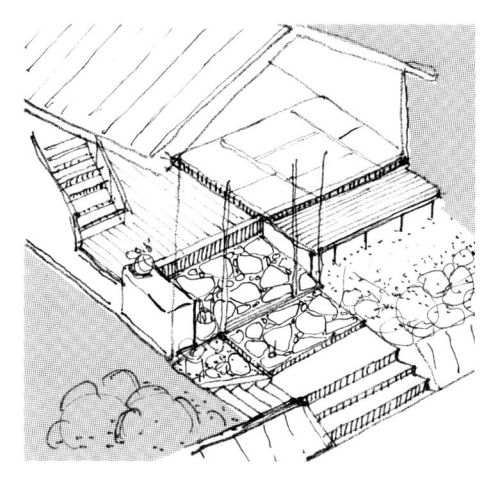

図 5.4　従来の住宅には段差が多い

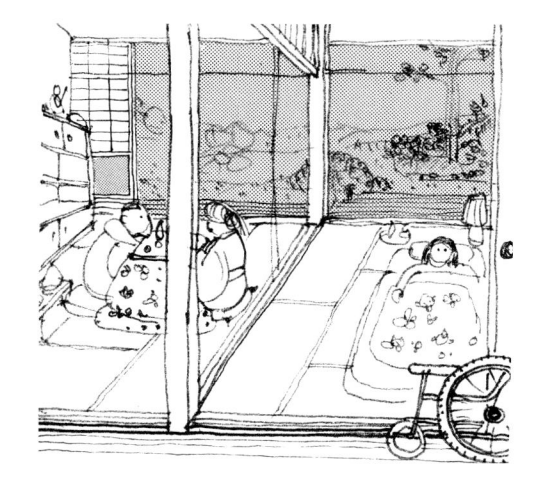

図 5.5　ユカ坐の起居様式

視力や下肢の筋力の低下した者は，そこにつまずきやすい。

（b） **従来の基本寸法（モジュール）は適切でない**　これまで住宅を設計する際や，建設に使う資材の寸法は，3 尺 × 6 尺（910 mm × 1 820 mm）を基本寸法にして決められていることが多かった。しかしこの寸法では，要介護者が車椅子を使って移動したり，介護者が付き添って行う行為では狭くて困る場面が多々ある。特に通路や出入り口の幅や，浴室，トイレの広さなどには注意が必要である。

（c） **従来のユカ坐主体の生活様式は不便が多い**（図 5.5）　床に座ったり，布団で就

寝したりするのは，特に高齢者にはなじんだ起居様式であるが，足腰の力が弱い要介護者には，立ち上がるのがつらいうえに姿勢が不安定となる。また，介護する人にとっても腰などに負担が大きい。同様に，しゃがみ込み便器は姿勢の維持がたいへんであり，浴槽の縁の高いものや深いものは危険でもある。

（d） **壁が少ない**　柱と柱の間が可動間仕切りで仕切られることが多かった従来の部屋構成は，使い方に融通性があったり，コミュニケーションがとりやすいなどの長所もある。しかし，暖房効果が低かったり，手すりが付けにくかったり，家具の固定がしにくいなどの短所もある。耐震性を高める意味でも，バランスのとれた壁が必要である。

〔5〕 **住環境整備の進め方**（図5.6）

現在の住環境を改善しようとする場合，最も大切なことは，現在およびこれからの生活での問題点を正しく把握することである。要介護者がいる場合でも，本人は改善の要望を強く出さないこともあるし，一方では，環境の変化が心身に大きなストレスをもたらすこともあるからである。しかし，整備は本人のためだけではなく，介護の負担の軽減でもある。その点を両者で十分話し合うことが大切である。つぎに，整備の方針を立て，計画・設計する段階に入る。その際はぜひ，医療，保健，福祉，建築などの多くの専門分野の人たちと連携しながら進めたい。また，地域によってはいろいろな補助制度もあるので，有効に活用したい。その後の工事の実施や，整備後の検討にも，可能な限り関係者が全員立ち会ったほうがよい。

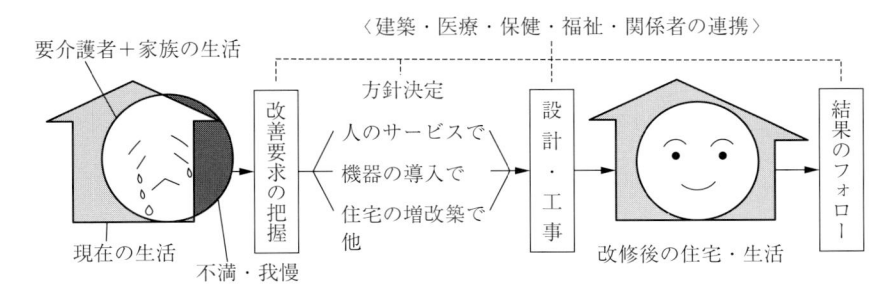

図5.6　住環境の改善の進め方

5.2　介護の住環境整備

〔1〕 **要介護高齢者の療養の場**

ゴールドプラン21でもうたわれている「社会的入院」の解消，そして公的介護保険法の導入など，要介護高齢者の療養の場を取り巻く情勢は確実に在宅へと重心を移している。また，介護保険の認定を受けている要介護者の世帯形態は，三世代同居39.6％，核家族29.3

%，単独9.8％である。2020年には一人暮し高齢者が18.9％まで増加すると推計されていることや，核家族世帯では介護者の高齢化が問題となっており，十分な家族介護力が期待できない世帯が増加している。家族介護にのみ頼らない，「社会的サービスにより支えられる在宅療養」が広がっていくことになる。一方で，高齢者のいる世帯の住まいは85.3％が持ち家である。グループホームなどの中間施設の整備も望まれるが，多くの高齢者は自ら療養の場を用意し，整備しなければならない。住環境整備は介護の一分野として考えに入れる必要がある。

〔2〕 **介護度と介護量**（図5.7）

介護者の拘束時間は介護度が高くなるとともに長くなり，要介護度4，5では，「ほとんど終日」が，半数を超えることとなる。複数で介護に当たっているケースはむしろ少なく，主介護者にかかる負担は少なくない。家族介護が破たんしてしまうと，在宅療養は続けられない。ハードの検討で最も力を入れなければならないのが家族の介護量の軽減である。

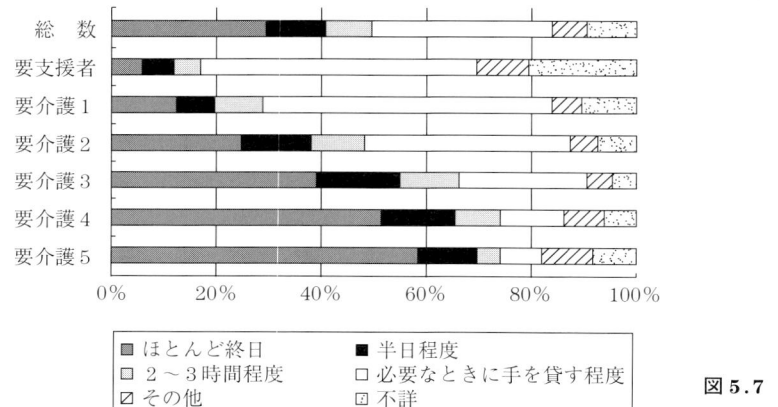

図5.7 介護度別介護時間

また，高齢者介護は長期にわたる場合が多く，「精神的負担が大きい」，「いつまで続くかわからない」が家族の悩みの上位に挙げられている。いままでの家族の生活を変えずに暮らせる工夫も，一方では大切である。介護しやすく，見守りやすいうえに，自分の時間と空間も確保できるようにし，ストレスを逃がすことのできる住まいとしたい[†]。

〔3〕 **高齢者の居室の位置を考える**

住宅の設計は多数の検討要素をバランスさせてまとめるものであり，たとえ介護を意識して新築した療養室であっても，必要とされる条件をすべて備えることは難しい。重要なことは，意識的に優先すべき要素を選択し，一方で欠点を補完することである。高齢者の居室に

---

† 5.2節のここまでの図・数値は，いずれも内閣府編平成14年版「高齢社会白書」より。

求められる条件を整理すると，療養者の居住性として，① 日当りや風通し，② 安静が保ちやすい，などが挙げられる．介護のしやすさとしては，③ 見守りやすい，④ 介護動線が短い，などである．家族の生活との関係性として，⑤ 家族と一体感を感じられる，⑥ 家族の日常生活に支障がない，などがある．また，訪問介護あるいは療養者への来客の受入れやすさとして，⑦ 家族との動線が交錯せず入りやすい，⑧ 介護機器の出し入れなどしやすい，などがある．さらに，その部屋やそこからの眺めに対する心情的な思い入れは，他の理由を度外視しても優先されることもあるので，⑨ なじみや，思い入れがある，も条件として挙げられる．高齢者の居室の位置を考えるとき，特に重要視されるのが主介護者からの「見守りやすさ」である．重症時はもとより，介護度が低くても痴呆症状がある場合では，最も大切な介護となる．

事例の検討により，間取りと居室の位置関係を考察してみよう．居間の隣室になっているAタイプは，最も介護者動線が短く，見守りやすい形である．訪問介護も受入れやすい．しかし，療養者，介護者ともに生活にめりはりを付けるのが難しい．療養が長期にわたる場合は，ショートステイなどとの有効な組合せが必要である．居間から離れたBのタイプは，家族の生活リズムを日常に保ちながら介護を継続させやすいため，療養が長期の場合や，家族が多い場合に適している．昼は居間に療養者が移動し，夜は介護者が添寝することで見守りを確保する．移動のしやすさや，寝室の添寝スペースが配慮されなければならない．

さらに，Cタイプは独立性が高く，玄関に近い居室であるため，訪問介護が受けやすい形になっている．今後，訪問サービスの充実を背景に，このような独立性が高い室を望む人も多くなることが予想される．

居住環境の変化が身心に与える影響は大きいとされ，引っ越しを契機に痴呆症状が進行したり，転倒事故を誘発するなどの報告がある．少なくとも短期間に室移動を繰り返すようなことは避ける．実際の住まい方を調査すると，以前からの寝室を継続的に利用する例が圧倒的に多い．高齢期の寝室は，新築時から療養環境として条件のよい位置を考慮したものとしたい（**表5.2**，**表5.3**，**図5.8**）．

〔4〕 **療養時期による療養環境整備**

介助者は，がんばるだけがんばり，もうこれ以上できないという段階で改修を考えることが多い．住宅改修は，調査，設計，施工と時間がかかることもあり，改修した浴室を2，3回しか使用しないまま，入浴する体力がなくなってしまったなど残念なケースは少なくない．また，慌てて改修するために，目先のバリアだけに着目する安易な改修になり勝ちである．ADLが今後変化することを視野に入れ，長期的な見通しの中で，早め早めの対策が望まれる．

また，バリアフリー改修は，ユニバーサルデザイン（年齢・能力・体力・障害にかかわら

表 5.2　要介護高齢者の寝室位置の事例による比較

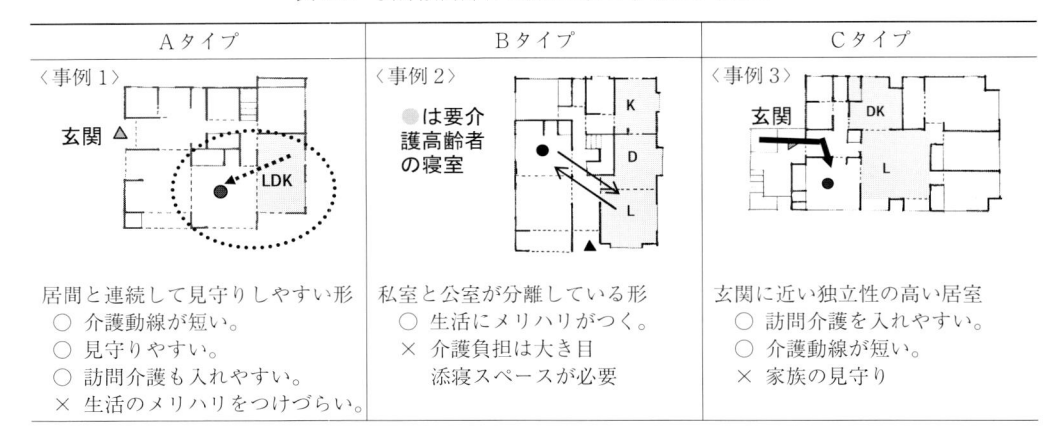

Aタイプ	Bタイプ	Cタイプ
〈事例1〉	〈事例2〉　●は要介護高齢者の寝室	〈事例3〉
居間と連続して見守りしやすい形	私室と公室が分離している形	玄関に近い独立性の高い居室
○ 介護動線が短い。 ○ 見守りやすい。 ○ 訪問介護も入れやすい。 × 生活のメリハリをつけづらい。	○ 生活にメリハリがつく。 × 介護負担は大き目 　　添寝スペースが必要	○ 訪問介護を入れやすい。 ○ 介護動線が短い。 × 家族の見守り

表 5.3　要介護高齢者寝室の条件

療養室に必要な条件		A	B	C
居住性	① 日当り・風通し	○	—	○
	② 安静を保つ	—	○	○
家族介護のしやすさ	③ 見守りやすさ	○	—	—
	④ 介助による移動距離	○	○	○
家族との関係性	⑤ 家族との一体感	○	—	—
	⑥ 家族の日常生活の継続	—	○	○
訪問介護のしやすさ	⑦ 訪問介護の受入れやすさ	—	○	○
	⑧ 介護機器などの出し入れ	○	○	○
	⑨ なじみや思い入れ			

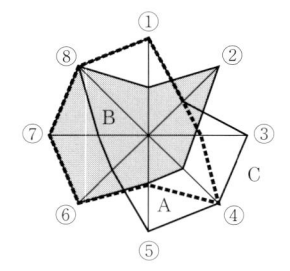

図 5.8　要介護高齢者寝室の条件比較

ず誰でも使いやすいデザイン）であることが多い。基本的なバリアフリー改修は，問題のない時期に余裕をもって取り組みたい。家族数の増減，退職，介護認定，退院ときっかけをつかみ，バリアフリーカルテ（**表 5.4**）などを利用して動機づけから行うとよい。在宅ケアに着手するときは，家族介護力と同様，住まい方と住まいの現状も，ケアプラン作成には重要な情報である。家族ごとで在宅介護内容に個別性があるのは，住まいの形が影響していることも多い。ハードの検討は，ソフトの計画を行う前になされるべき基本条件である。

状態変化を配慮した視野の広い取組みをするために，高齢期の生活を大きく三つの時期に

5.2 介護の住環境整備

表 5.4 時期ごとの環境整備のポイント

時期		① 自立した社会生活	援助や介護が必要	
			② 住まい中心の生活	③ 療養室中心の生活
介護・援助内容	外出	積極的に外出を援助	家族との会話 来客，訪問介護者などとの交流の活性化	療養室あるいはベッド上にいる時間が長い。
	交流	家族や客との交流の活性化		招客などとの交流の場を療養室につくる。
	移動	転倒事故防止	移動を容易にする。	なるべく離床，車椅子の使用
	食事	おいしく食べる工夫，自分でもつくれる。	食堂での食事（食寝分離）	食堂で介助（食寝分離），ベッド上で介助
	排泄	転倒事故防止，動作の補助	立上り動作の補助，動線の短縮	ポータブルトイレ，おむつなど
	入浴	事故防止，動作の補助	介助浴，通所介護	清拭，入浴車，通所介護
環境整備上のポイント		**事故防止・ユニバーサルデザイン**	**自立援助**	**介護のしやすさ**
		段差の解消・手すりの設置	介助による移動・車椅子対応	介護者から見守りやすい。
		自立を助ける便所・浴室の改修	移動動線の短縮	訪問介護・通所介護の積極的利用
		交流の活性化	イス坐への移行	訪問介護の受入れやすさ
		外から住まいまでのバリアに注意	介護しやすい便所，浴室の改修	家族と訪問介護の動線の交錯を整理
		家族に遠慮せず接客できるスペース	通所介護・訪問介護の導入	**療養室の快適性**（日当り，風通しなど）

分けて考察する。

（**a**）**自立した社会生活** 現状で日常生活にまったく問題がない場合であっても，自覚のない体力低下などが思わぬ事故を招いてしまうことがある。特に重要なポイントは，「転倒，落下の防止」と「水まわりでの事故防止」である。便所や浴室の改修は，高齢期になると予想される障害や，介護行為を想定して行う。バリアフリー改修に実績のある専門家に相談して取り組むとよい。

マニュアルどおりに段差を解消し，手すりを設置しても，物が片付かずつまずいて転んでしまうかもしれない。転倒防止のために最初に考えなければならないことが，使い勝手のよい収納をつくることにあるかもしれない。その部屋だけ，その設備だけに目が行き勝ちなのが改修の盲点である。改修は，住まい方全般を検討の対象として，暮らし方を見直す機会として前向きにとらえたい。

住まいのバリアフリーの基本は，① 生活をシンプルにする，② 日常動線を直線的で単純なものとする，③ 日常生活動作を単純な動きでできるようにする，④ 道具や物をできるだけ少なくなるように整理する，⑤ 注意力がなくても危険を察知できるような機構を考慮する，⑥ 家族・ご近所・公的サービスなど頼れるものには頼る，ことである。生活の基礎は

できるだけ単純化，機能化する。効率化して余った時間と手間を，自分で育てた庭の野菜を料理して，近所の人に振る舞うなど，スローライフの楽しみを住まいの中に見出すとよいだろう。

（b）**住まい中心の生活**　介護が必要になったり，下肢が不自由になるなど，住まい内での生活が中心になってくる。「日常生活動作の自立」を助け，「介護しやすい」環境を整備する。ハードの工夫が，介護の軽減などに最も直接的な効果を上げる時期である。ケアマネジャー，介護士，理学療法士，建築関係者といった各専門家に相談する。コーディネーター役を家族が行うことにより，専門性の高い情報がそれぞれの専門家に伝わらず，使いづらいものができてしまうことがある。ケアマネジャーや福祉住環境コーディネーターなど，知識のある専門家を窓口とするとよい。また，介護機器や設備機器は新商品が続々開発されており，専門家のアドバイスが有効であり，福祉住環境の改修に実績のある建築業者・設備業者を厳選したい。療養者本人を交えて，工事中にも引渡し時にも実際に使用し，入念にチェックする。遠慮せず，納得いくまで修正してもらうようにする。

（c）**療養室中心の生活**　療養室中心の生活に入ってからの療養環境整備のポイントは，「介護量の低減」と「療養環境の質の向上」である。十分な面積の確保が前提である。療養室には，介護ベッドや各種の介護機器，医療機器が数多く導入されることとなる。また，介護度が進むと，夜間介護者が添寝をしなければならないことも多い。療養室は，最低でも8畳以上は必要である。しかし，配偶者以外の介護者の場合，同室での添寝に抵抗がある場合が多く，ふすま1枚を介した続き間が有効である。療養室はさまざまな生活行為を行う場となり，出入りする人も多くなる。さまざまな使い方に対応できる融通性のある続き間は，療養室として使い勝手がいい。

　最後になったが，「療養環境の質の向上」は最も本質である。療養者のQOLの向上は，重要な環境整備目標である。まず，規模や設備，日当り，適度な温熱環境など，物理的に快適な空間をつくり出す。そのうえで，思い出の品や親族の写真などなじみのあるものを飾るコーナーを設ける。自分で整えることも張合いとなる。植物，動物，子供など生命を感じられるものに触れられたり，眺められたりするようにすると，精神の活性化につながる。個性を勘案して，介護者からも環境整備のアイディアを提案していく姿勢が求められる。

5.3　バリアフリー住宅

5.3.1　誰もが心地よく暮らせる住宅

〔1〕　バリアフリー住宅とは

住宅を新たに取得するにあたっては，どの家族も条件が許す限りにおいて，とりわけ敷地

5.3 バリアフリー住宅

の条件や建設費に頭を悩ませながら，安全性，利便性を確保し，快適な生活ができるよう最大限の努力を払ってきたはずである。しかしながら，現実には多くの改善したい点をもっている。とりわけ，現在の住宅は「高齢者などへの配慮」に不満があるとする人が7割近くに昇っている。建設当初には，高齢者やハンディをもつ人が身近におらず，そこまで配慮が届かなかった結果と考えられる。住宅は，本来どれも「誰にとっても心地よく生活できる場で，それを妨げるような障壁（バリア）を極力，排除したもの」（これをバリアフリー住宅という）でありたい。経済的にも，技術的にも，以前と比べればその実現が容易になった今日では，よりいっそうきめ細やかな配慮をして，新たな住宅取得やその改善に臨みたい。

以下では，住み手に介護が必要な人が現れても，みんなが心地よく住み続けられるような，これからのバリアフリー住宅が目指す方向を探ってみよう。

(a) 身のまわりの安全を確保し，安心して暮らせる住まい（図5.9）

① 同一階で生活：歩行に障害をもつようになったとき，上下階の移動はつらい。できるだけ同じ階で生活できるようにしたい。その場合，外からの出入り口のある階（一般的には1階）のほうがよい。

② 床面は滑りにくく，段差がないこと：これに加えて，姿勢が不安定になる場所には，手すりを設置したい。

③ 緊急時への備え：ガスや火を使う場には安全設備を，そして緊急時に備え，身近な人への緊急通報設備も設置しておきたい。また，地震に対する備えも，家具の固定や避難路の確保など，日ごろから心がけておきたい。

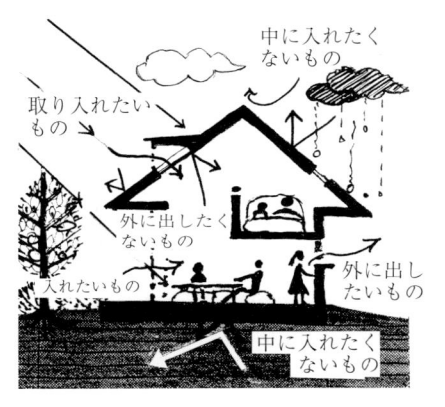

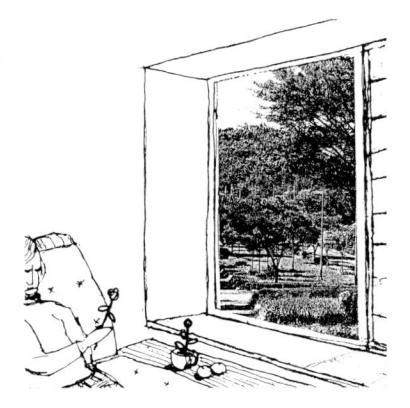

図5.9 安全，安心の住まい　　　図5.10 自然の恵み，心地よさ

(b) 自然の恵みを十分に生かした，居心地のよい住まい（図5.10）

① 日当り，風通しの確保：設備に頼る前に，できるだけ日の光と通風が得られるように間取りを工夫したい。

② 眺望を確保し，自然と触れ合える場を：外の景色が眺められると楽しい。周囲が囲ま

れていたら，夕焼けや星空でも，また鉢植えの草木が眺められる場でも楽しい。
③ 部屋のつながり：居心地のよさへの配慮は外ばかりでなく，住宅内全体をわかりやすく，かつ隣室とのつながりに十分配慮して間取りを考えたい。

（c） 生涯ずっと自立して住み続けられる住まい（図 5.11）

① 余裕のある広さ：加齢や体力の低下などで，動作や住み方，移動の仕方などが変化する。介護の手や道具を借りた場合も使える余裕をもった広さや幅を考えておく。

② 広い住まいを，狭くも住める工夫：多人数で住んだ広い住まいに，単身や夫婦だけで，ときには室内の移動に障害を抱えて住むこともある。そんなときにも，日常生活で少ない移動で，使いやすい間取りにしておきたい。

③ コミュニケーションとプライバシー：親子二つの世帯が同居する場合，生活時間や興味・関心などが異なることも多い。双方のプライバシーが確保でき，なおかつ，一緒にくつろげ，たがいが孤立しないようにする。これは難しい課題だが，十分話し合って協働で住まいづくりを。

図 5.11　住み続けられる住まい　　　　図 5.12　隣近所とも交流

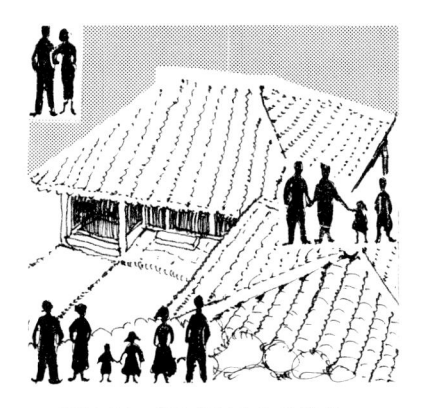

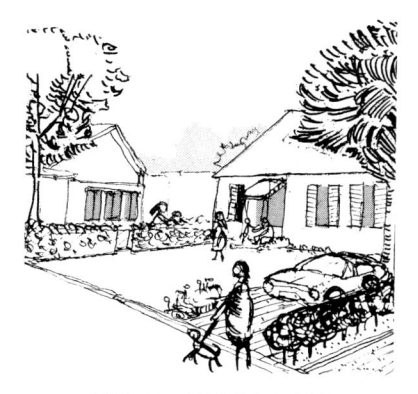

（d） 隣近所とも交流ができる，開放的な住まい（図 5.12）

① 近隣との交流：家族とだけでなく，外部の友人とも気軽におしゃべりできる場が欲しい。高齢者などの部屋は，外の人も出入りでき，集まれる場でありたい。

② 隣との関係：敷地外，特に道路側にもあまり閉鎖的にならないように。騒音など出さないような隣近所への配慮をしつつ，また緊急時には助け合えるようにする。

（e） 住み手の記憶を大切にした個性あふれる住まい（図 5.13）

① 個性を生かす場：個人の趣味や技能・技術を生かした生活ができる場，長年使用した家具や，思い出の品々を身近に置ける場もつくりたい。

② 地域の景観，文化に馴染む：住まいは個々の世帯の生活の場，しかしそれが集合して豊かな住環境をつくる。よい住環境は，よい住宅と同じくらい魅力的である。

5.3 バリアフリー住宅　123

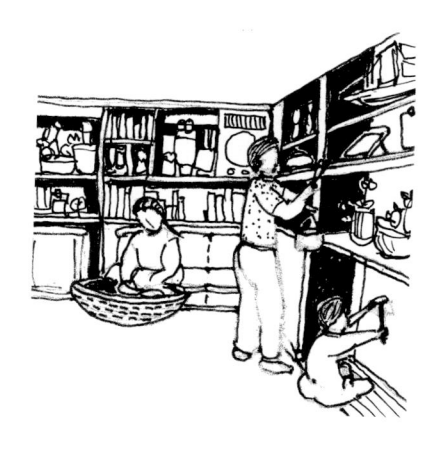

図5.13　個性あふれる住まい

〔2〕　間取りを使って，要介護者にも配慮した住宅を考える

　図5.14は，一戸建ての住宅に，高齢者と若い夫婦とその子供が住むことを想定してつくられた住宅の間取りの例である。これを使って，まず筆者が，この住宅がどのようなことに配慮してつくられたかを解説する。つぎに読者は，この住宅の居住者に介護が必要になったときの生活を想像し，どこに，どんな問題が出てきそうか，考えていただきたい。

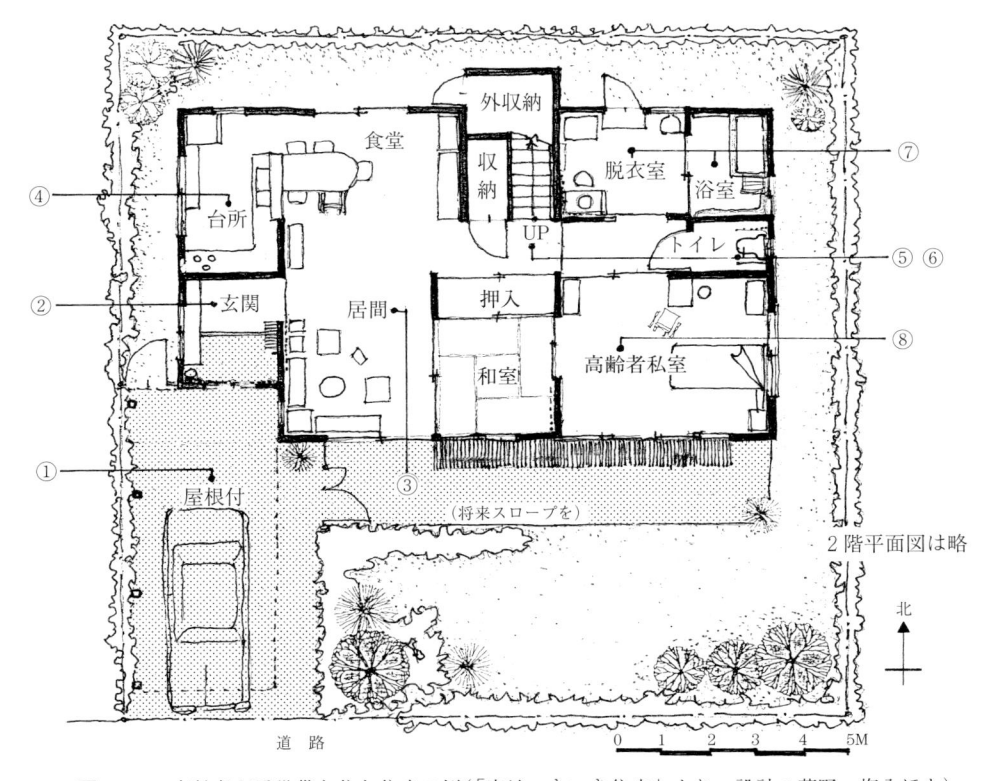

図5.14　高齢者が子世帯と住む住宅の例（「宮城いきいき住宅」より，設計：菅野，塩入ほか）

（a） 配置について

① 南側に道路がある敷地である。敷地の南の土地に高い建物が建っても，当住宅に日照が得られるように，住宅を北側に寄せた。

② 隣地との間に狭いながらも空地をとり，音や視線を隔てると同時に，人や物の移動や建物の補修・維持を考え，外部を1周できる通路を確保した。敷地境界線上は生け垣とした。その高さは現在，人の胸の高さ程度だが，どこまで伸ばすか家族で相談中である。

③ 車は敷地内に入れ，軽い屋根を付けた。

（b） 間取りの構成について

① 敷地の広さと所要室の数，質，広さを勘案し，2階建てとした。1階は家族がみんなで使う部屋（公室）と高齢者の私室をとり，2階に夫婦と子供の私室をとった。

② 各階とも，南側に滞在時間の長い居室をとり，設備関係や収納室などを北側にした。

③ 高齢者の寝室とトイレ，脱衣・浴室をまとめてとった。予備室としての和室を，高齢者の私室とみんなが集まる居間との間に挟んだ。

（c） 住宅内の各部への配慮について

① **アプローチ**　車を降りて玄関までの通路に屋根をかけた。床材は，雨が降ったり，雪が凍ったりしても滑らないように気を配って選んだ。

② **玄　関**　玄関ドア下の「くつずり」と「上がりかまち」に段差ができたが，この住宅は床下一面にコンクリートを流す「ベタ基礎」を採用することで，床の高さ，上がりかまちを低くした。玄関には手すりとベンチを置いて，立上りを助けた。

③ **居　間**　食堂・台所や和室と一体的にし，家族の団らんの場に最大の広さを確保した。和室は，ときには接客用に，場合によっては高齢者を介護する人の部屋としても使われる。将来，居間・和室・高齢者の部屋の前面に，アプローチの脇まで勾配が1/12以下のスロープを設置する予定。

④ **台　所**　汚れやすい所は見えないが，食堂・居間と雰囲気はつながるようにした。調理台や収納棚の高さにも配慮した。台所内で腰掛けて作業ができる工夫も。また，火事の心配の少ない調理器具を使い，ガス漏れの警報機も設置した。

⑤ **通路，階段**　車椅子でも移動できるように扉や通路幅を確保した。階段は高齢者はあまり使わないが，勾配や踊り場の付け方に注意し，手すりは切れ目なく付けた。階段の手すりは現在は片側だけだが，反対側にも取付けのための補強をしておいた。

⑥ **トイレ**　介護者も入れる幅を確保し，手すりと立上り棒もしっかり付けた。洋便器に温水洗浄器も付け，壁側に薄い暖房器具も入れた。鍵は緊急時には外から解錠できる。

⑦ **浴室と脱衣室**　洗面・脱衣室には腰掛けを置いた。脱衣室，浴室の出入り口の幅は車椅子でも入れる幅を確保し，脱衣室から段差なしで出入りできるようにした。ここの建具は引き戸とし，外からも開けられるようにした。浴槽は半埋込み式とし，また高さを低く押さえた。浴室内には入り口と，浴槽脇に滑りにくい材の手すりを付けた。

⑧ **寝　室**　外部からの騒音や，上の階の音などが入って来ないように遮音に注意した。寝具は介護もしやすいし，車椅子からの移行にもよいベッドにした。また寝ているときに照明がまぶしくないように配慮した。収納は隣の和室のものを使うことにした。ベッドのまわりに小さな家具が多いが，地震の際に転倒したり，上から物が落ちて来ないように固定した。

このベッドに寝ていても，外の景色が眺められるし，庭に出ることもできるようにした。

5.3.2　高齢者のための安全住宅
〔1〕　身体機能の低下に対応する建築環境工学上の配慮点

老化による身体機能の低下を補完し，事故や病気を防止するという視点を中心に，建築環境工学上の配慮点を解説する。

（a）冬季の温熱環境　高齢者は体温調節機能や温冷感に障害がある場合が多い。不適切な熱環境は，不快なだけではなく，心筋梗塞，喘息などの発作や，急性化の引き金ともなり，深刻な結果をもたらすこともある。体の冷えは，頻尿を誘発し，歩行や排泄に不自由がある場合，大きな負担となる。また，冷えると厚着をしたり，こたつから動かなくなったり，運動障害や体力低下を引き起こし，虚弱化が進行してしまう。高齢者にとって，温熱環境制御は最も配慮が必要なポイントである（図5.15）。

冬の温熱環境管理の要点は，部屋全体を暖めることである。部屋全体を暖める全般暖房

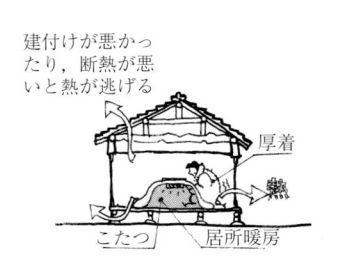

部屋全体が寒いと，運動障害や体力低下を引き起こす。古い住宅は熱が逃げやすい

図5.15　局所暖房のみの場合

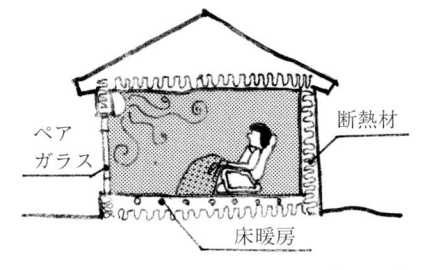

外気温度と大きな差をつけないように室内全体を暖める。さらに，足下を暖める補助的暖房を加えて適温を得る

図5.16　全般暖房と局所暖房の組合せ

と，足先などを暖める局所暖房を組み合わせることがこつである（図5.16）。また，そもそも住宅の断熱性能が低いと温熱環境の制御が難しい。

機密性の高いサッシ，ペアガラスの採用など，開口部の熱貫流を防ぐだけでも，大きな成果を上げることができる。さらに，温度差にも配慮が必要である。冬季，室間の温度差が脳卒中などを引き起こすことはよく知られている。寝室と，トイレや廊下との温度差がないように調整できるとよい。また，障害により動作が遅くなったり，介護に時間がかかったりするため，脱衣室や浴室は暖房できるようにしておくことが望ましい。高齢者の生活様式は，ベッド，洋式便座，安楽椅子の使用など，椅子坐に移行することとなる。床坐のときより，上下の温度差を感じやすくなることから特に配慮する。開放型の燃焼式暖房機器は，火事や空気汚染が心配されるため使用しないようにする。電気を利用したタイプや，床暖房などの輻射熱を利用した方式が適当である（図5.17）。

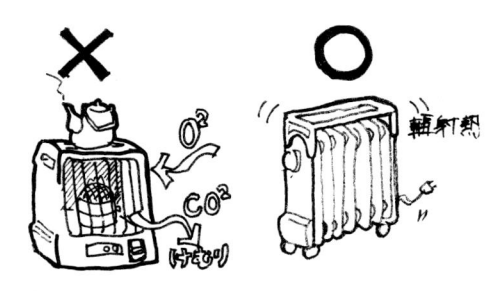

(a) 開放型燃焼式暖房　　(b) 輻射式電気暖房

図5.17　暖房機器の選択

(b)　**夏季の温熱環境**　　夏季は，冷房による冷やし過ぎによる障害が最も懸念される。実感する温冷感と，体が必要とする温熱環境にずれが生じることが珍しくなく，寒いと感じるときにはすでに体は冷えきってしまっている場合がある。できるだけ機械力に頼らないように，風通し，日よけ，換気などを工夫することをまず考える。冷房の使用時は体感と併せて室温を数字で確認し，高めの設定を行う。

(c)　**空気清浄**　　高齢者は空中に飛散する微生物に対する抵抗力が低下していたり，肝臓・腎臓などの化学物質処理機能も弱っている場合もある。呼吸器アレルギーなど，空気清浄が必要な人だけではなく，高齢者の居室の空気をきれいに保つ配慮をする。また寝室では，寝具や衣類，おむつやポータブルトイレなど，臭気が問題になることもある。空気清浄，臭気予防ともに換気が最も有効である。臭気予防に加えて，こまめな洗濯，掃除，清拭で防止できる。多くの換気量を確保したいが，その際室温が上下しないように温度管理と併せて行うことが大切である。

(d)　**光環境**　　最初に考慮しなければいけないのが十分な光量の確保である。通常の

1.5〜2倍の照度を確保する。一方で，高齢者はまぶしさに弱い傾向にあり，光源が見えないようにするなどの工夫をする。昼暗くして休みたいときもあれば，明るい部屋に客を通したいときもある。高齢者の居室は，さまざまな場面に対応できる照明計画を行う。まず，カーテンには十分な遮光性を確保し，主となる照明機器は調光機能（段階的に光量を調節できる）があり，光量の大きいものを選択する。さらに，間接照明やスタンドなど，いくつかの光源を組み合わせて，質のいい光環境を演出する（図 5.18）。

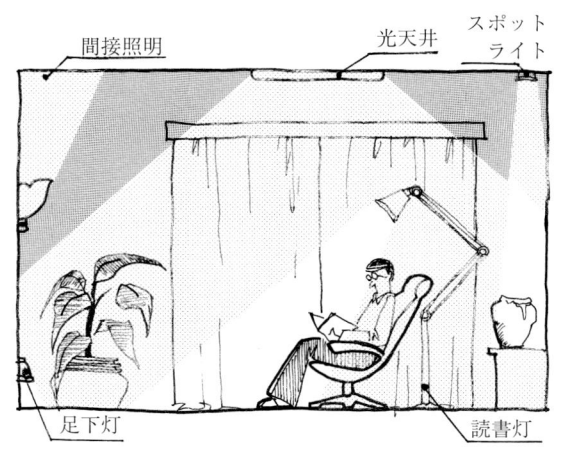

光源の見えない光天井で全体の光量を確保する。小さい灯りを組み合わせて演出する

図 5.18 複数光源の組合せによる証明

朝強い光を浴びることには，生体リズムを調整する機能がある。室内に引きこもり勝ちな高齢者の場合，生体リズムの狂いを原因として，うつ傾向を示す者が多いと指摘されている。朝の散歩などで簡単に調整できるが，高齢者施設などでは近年，非常に強い光をわざと浴びてもらい，生体リズムを取り戻す「光療法」という試みがなされている。

（e）**色彩環境**　白内障などにより，高齢者の色の見え方は，若年者と異なる。黄色のフィルターをかけたような見え方になるため，黄色と白の見分けが付かないなどが問題になる。色の組合せに注意するとともに，明度の差で見せるようにすることが効果的である。視力が弱っていることも手伝って，床仕上げの色の差を，段差と勘違いし平らな床面で転倒する事故が起こる。床仕上げの色には注意が必要である。高齢者の居室の色彩計画は，皮膚と同じぐらいの明度や彩度の色を選ぶと刺激が少なくてよいだろう。その代わり，椅子やタペストリーなど，部分的にはっきりとした原色などを使い，めりはりを付けるとよい。

（f）**触覚計画**　身体機能が低下するにしたがって，建築に触る機会が多くなる。高齢者のための空間は，触覚にも十分配慮が必要である。柔らかい素材や暖かい素材などを選ぶとよい。鋭利な角はカバーし，固い素材はできるだけ使用するようにする。よろめきや転倒

の際に深刻なけがにならないように考慮する。寝たきりを防止するためには，積極的に離床し，椅子に座るようにするといいとされている。椅子は長く触っている家具であり，多少値が張っても，質のよいハイバックチェアを一つ用意することを勧めたい（図 5.19）。

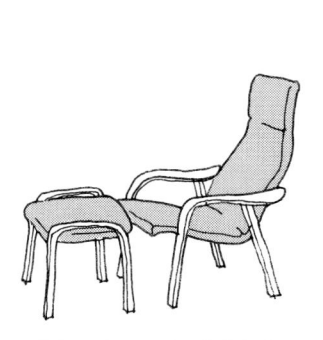

リクライニングや立上りを
助ける電動式のものもある

図 5.19　ハイバックチェア

図 5.20　痴呆症への空間対応の例

（g）　音環境　聴力の低下は個人差が大きく一概には評価しにくいが，特に高音域で聞き取りにくくなる傾向がある。インターフォンやテレビなど，聞き取りやすいようにボリュームを大きくする。その際に，他に迷惑がかからないように，壁の消音性能を上げておくことも考えられる。

〔2〕　痴呆症への空間的配慮点

痴呆症で心配されるのは，混乱と徘徊による事故である。空間的配慮の例としては，全面ガラスの開口部にはシールを貼って衝突を防止したり，大きな段差のある部分には，容易に行けないようについたてなどの障害を置くなどが挙げられる（図 5.20）。また，高齢者に通信装置を付けてもらい，家を出たら警報が鳴るようにする工夫もできる。

また，痴呆症は落ちつける空間をつくり出すことにより改善するとの報告もある。自分の居場所と思えるように，使いこんだ家具を置いたり，懐かしい写真を置くなども有効である。

〔3〕　防災上の配慮

最後に，住まいの防災に関して，地震災害にポイントを絞ってまとめる。

阪神大震災では，倒壊した木造家屋の下敷きになって亡くなった方が多かった。老朽化した木造家屋には，「耐震補強」を行う。腐った構造材を取り替えたり，結合部に金物を取り付けて強化するなどし，強い地震であっても，居住者の命を守る改修を行うものである。高齢者の住む住宅は老朽化している場合が多いことから，バリアフリー改修などと併わせて検討することを勧めたい。建築士事務所協会などで簡易耐震診断の相談を受け付けており，気

軽に利用したいところである。また，改修にあたって資金援助をしてくれる自治体もあるので上手に利用したい。

つぎに日常的な整備としては，家具の固定などが挙げられる（図 5.21）。まず，できるだけ必要なもの以外は処分し，寝室などには大きな家具は置かないようにする。家具などの転倒は，直接ぶつかる心配だけではなく，避難経路をふさいでしまうことが懸念される。金具などで壁に固定する処置をとっておく。

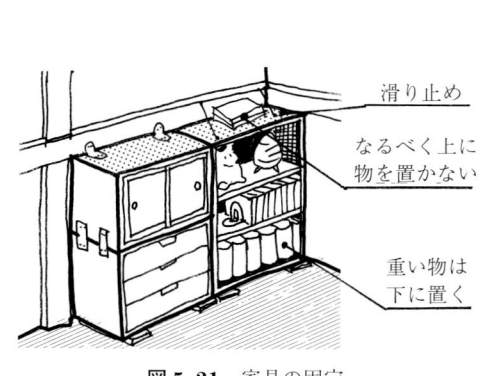

図 5.21 家具の固定

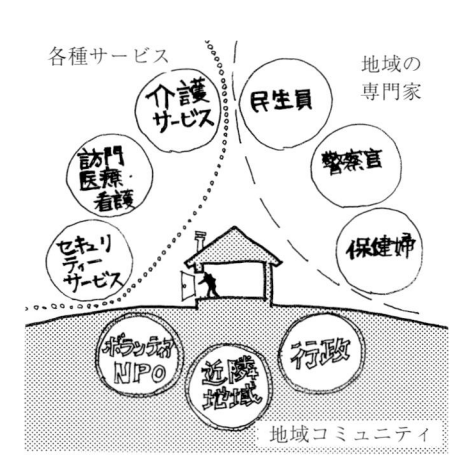

図 5.22 地域で支える

防災をはじめとして，高齢者が生活していく中で頼りになるのは，地域の支えである（図 5.22）。近隣住人などの気軽な声かけや訪問，手助けが日常的に行われる近隣関係が理想である。さまざまなサービス，地域資源を積極的に利用することで，かかわりが広がる。高齢期を安心して過ごす鍵は，上手に頼って多くの人とのかかわりを求めることかもしれない。

5.4 住宅改修のための工夫

5.4.1 自立のための工夫

ここでは，住まいの各場所での改修の工夫について考えて欲しい。改修については，必ず対象者の動作を確認して，建築と福祉機器を組み合わせた計画・実施をすることが必要である。

〔1〕 アプローチ

車椅子などで，道路から門扉にアクセスするときには，門の開閉出入りのための動作可能なスペースの確保が必要である。10 cm 程度までの段差であれば，ミニスロープや歩車道段差スロープなどで解消できるが，大きな段差は長さをとったスロープ（1/12 〜 1/15 程度）

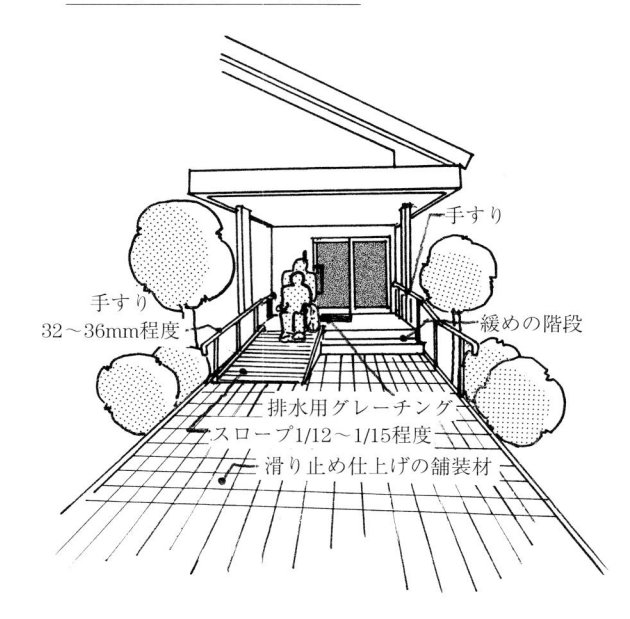

図 5.23 アプローチまわり

か，段差解消リフター・階段斜行機・エレベーターなどで解消する必要がある（**図 5.23**）。

門から玄関までは段差をなるべく避けるため，踏み石や平板ブロックの段差・すき間を少なくする。階段やスロープを設けるときは有効幅や勾配を検討する。いずれも路面は滑りにくい仕様とする。照明なども配慮するとよい。

階段やスロープを設置するときには，手すりを併設する。材質は外部になるところは耐候性を考え，アルミやステンレス製にするとよい。高さは床面から 750 〜 800 mm 程度とし，直径は 32 〜 36 mm 程度がよい。

〔2〕　庭

庭では園芸・散歩・動物との触合いなどが考えられる。歩行を考えればアプローチの通路と同様な仕様が必要となる。休憩するベンチや車椅子で園芸をするときには，プランターを車椅子から届く高さに設置する工夫が必要となる。建物からの出入り口の形状，段差などは障害の程度に合わせた工夫が必要である。

〔3〕　玄　　関

土間は玄関において外部と内部をつなぐ部分である。車椅子の使用を考えると外部と内部の間に段差がないほうがよい。開口部の有効幅は 850 mm 程度（車椅子通行共通）の確保が欲しい。内部の広さは車椅子使用のときは広めになるので注意したい（**図 5.24**）。

上がりがまち（土間と玄関ホール・廊下との段差部）をなくして，土間と玄関ホール・廊下を平たんにする方法もあるが，段差を付けるときは昇降しやすくするため 180 mm 以下とするとよい。この段差が通過に困難なときは式台（踏み台的なもの）を置き，一段を低くする。靴の着脱が楽になるようベンチを置いて座れるような配慮も必要となる。上がりがまち

図5.24 玄関まわり

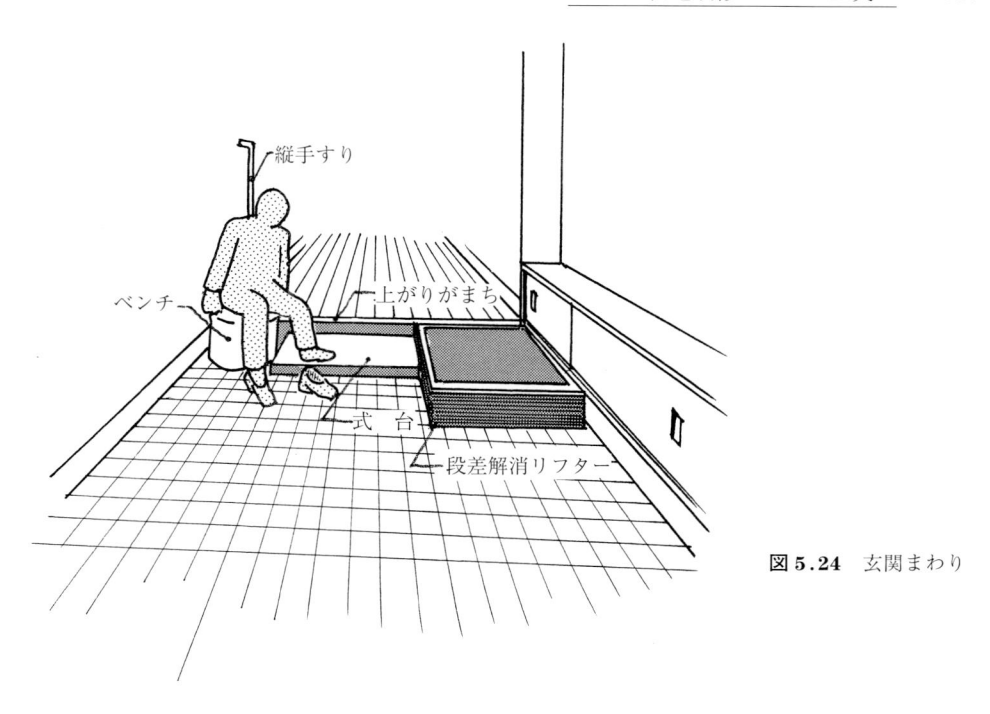

を設ける場合，段差の昇降安全性を確保するために縦の手すりを設置する。上がりがまちなど段差のあるところは滑りにくく，色などを変えて段差が明確に確認できるようにする。

〔4〕 廊　　下

廊下は基本的に住まいの各部屋や外部をつなぐ重要な通路となる。車椅子の使用を考えると旧来の木造住宅の多くは伝い歩きの場合は問題が少ないが，自走用車椅子では曲がり角や直角に入る開口部で，通行に困難が予想される。床面は車椅子使用を考えるとフローリングが適している。和室の部屋などの間で段差が生じるときがあるが，なるべく段差は設けず，段差が生ずるときはスロープなどで解消する。

廊下は伝い歩きなどに対応するために手すりの設置が検討される。その場合取付け位置は床面から 750～800 mm 程度とするとよい。形状・材質は直径 32～36 mm とし，集成材などの木製にすると暖かみがある。夜間トイレなどに廊下を通行することが多く，暗い空間では事故の危険性が多くなる。照明に配慮し，特に足元が暗がりにならないよう注意する。

〔5〕 階　　段

階段は転がり落ちる危険性がある。身体的障害をもったとき 2 階での生活は一般的には困難があり，できれば 1 階での生活で住むようにしたい。どうしても 2 階での生活を考えなければならないときは，階段の形状と配置を検討する必要がある（**図5.25**）。形状については誤って転がり落ちたとき，転落を和らげたり途中で止まるよう直通階段を避け，途中に曲がりを入れるとよい。階段はあまり急勾配にせず安全に留意したい。段の先端（段鼻）部はノ

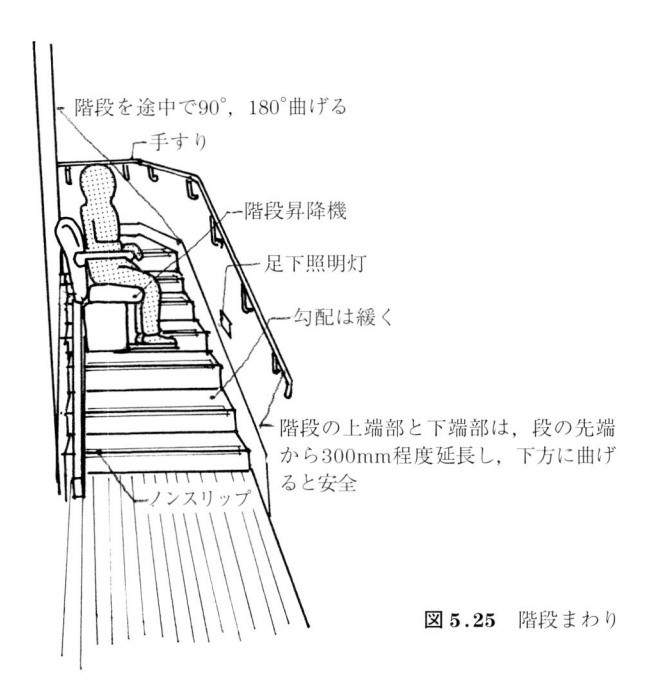

図5.25 階段まわり
- 階段を途中で90°, 180°曲げる
- 手すり
- 階段昇降機
- 足下照明灯
- 勾配は緩く
- 階段の上端部と下端部は，段の先端から300mm程度延長し，下方に曲げると安全
- ノンスリップ

ンスリップを付け，転落防止をする。

階段の手すりはできれば両側にし，片側になるときは下るときに利き手側になるように設置する。手すりは連続性をもたせ，階段の上端・下端部では，できれば段の先端から300 mm程度伸ばしておくと安全である。手すりの形状は太さ直径32～36 mm程度がよく，設置高さは段の床面から750～800 mmを基本とする。

〔6〕台　所

調理の作業は，複雑で危険な作業を伴う。安全に作業できるような配慮を必要とする。

棚などは，手の届きやすい手元で，低い位置にあることが望ましい。流し台は車椅子での作業スペースを確保する。立位で作業するときも，長時間の立位がたいへんであれば椅子を用意し，膝が流し台の下に入るようなタイプを使用するとよい。水栓は握って回す方式より，レバーハンドル式のほうが使いやすい。

加熱する調理器具として，ガスコンロは炎と排気ガスを発生するので，火災やガス中毒に注意する。炎が衣服に燃え移る例もある。電気調理器はヒーターで加熱するためヒーターがかなりの熱をもつが，電磁調理器は電磁波により鍋やフライパンなどが加熱されるものであり，基本的には調理器は発熱しない。しかし，この調理器に使用可能な鍋などは材質などが限定され，重量が重く腕力の衰えた人には使いにくい場合もある。電力系は燃焼による排気ガスは発生しない。

〔7〕寝　室

　寝室は休息する場所として環境整備は重要である。障害をもつとベッドの生活のほうが楽になる例が多い。畳の部屋はフローリング（木製床材）などに改修すると車椅子の使用もしやすくなる。広さは一人用では6～8畳程度を必要とする。収納スペースは使い勝手を配慮し，大きな開き戸や手の届かない棚での収納は避ける。体温コントロールなど困難な場合，エアコン（エアーコンディショナー）や床暖房で人工的に室内環境のコントロールをすることも考慮する。寝室の上に2階部がある場合，直上部は納戸などにするか遮音性能をもった床材の仕様を検討する。高齢者は特に夜間のトイレの使用が多いので，寝室の近くにトイレなどがあれば使いやすい。

〔8〕ト　イ　レ

　障害をもつとトイレに行くのが不便になり，寝室でポータブルトイレを使用したりする。それにより，行動範囲が狭まり体の機能の低下が見られるようになる。できるだけ長い期間トイレでの排泄を続けることが求められる。配置は寝室の近くにあることが好ましい。広さとしては自立してか，介護が必要か，車椅子で使用かにより順に大きく必要となる。従来の日本の住宅では幅が狭く介護するには不足である。広さを確保するためには増築する方法もあるが，家族のプライバシーの理解が得られるのであれば，洗面室などのスペースを取り込み一室とする場合もある（図5.26）。

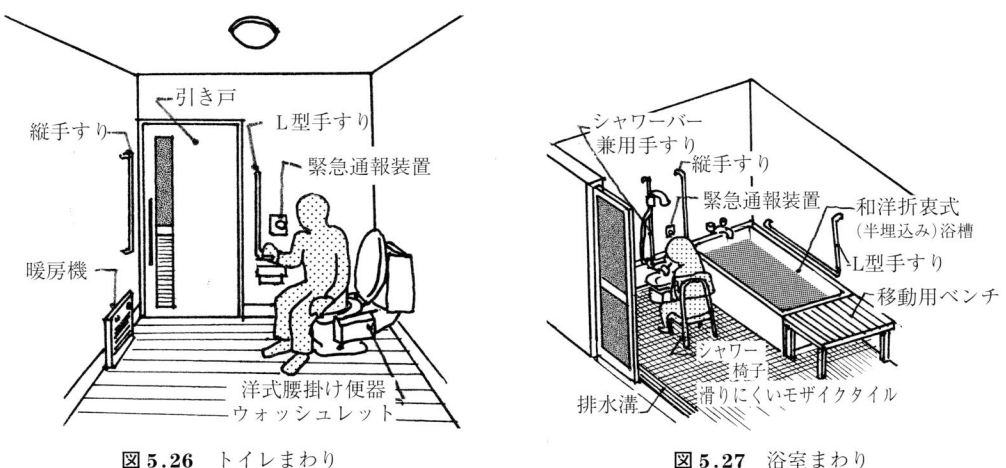

図5.26 トイレまわり

図5.27 浴室まわり

　手すりは動作を考慮して的確な位置に取り付ける。基本的には立ち座り上の縦手すり，座位保持・水平移動の横手すりが必要となる。手すりの太さは直径28～32mm程度がよい。
　出入り口の建具は段差をなくし，基本的には引き戸が使いやすい。内開きは，トイレ内から出るときの使い勝手や，トイレ内で倒れたとき戸が開かなくなる危険性があるので避ける。肌を露出するところなので，暖房は寝室や居間と同等な室温になるようにする。便器は

手の不自由な人はウォッシュレット（洗浄機能付き）を使用するとよい。緊急通報装置を設置し，緊急を家族に知らせるようにする。

［9］浴　　　室

入浴は衛生とリラックスのために大切な行為であるが，動作が複雑なため，障害によっては広さは 1 820 × 1 820 mm 以上を必要とする（**図 5.27**）。

脱衣室と浴室床との間に段差がある場合，通行に不自由を来すので段差を解消する。解消方法としては，すのこを敷く，浴室床をコンクリートなどでかさ上げする。その場合，段差解消部から脱衣室に洗い場からの湯水が侵入しないよう，開口部の下部床に排水溝を入れるなどをする。開口部は浴室用バリアフリー建具を取り付けるとよい。

手すりは水平移動，立ち座り，浴槽またぎ，浴槽内での座位保持などを配慮して取り付ける。形状は樹脂系のものを使用するとよい。太さは直径 28 〜 32 mm くらいがよい。浴槽は和洋折衷式半埋込みがよく，長さはあまり大きいものは誤っておぼれる恐れがあるので 1 100 〜 1 300 mm くらいのがよい。浴槽の縁は洗い場から 400 〜 450 mm くらいに設置するとよい。浴室は（脱衣室も同じ）肌を露出するところなので，温度差によるショックを受けないよう，寝室・居間と同じくらいの室温にしておくために暖房を考慮する。緊急通報装置を設置し，家族に知らせるようにする。

［10］そ　の　他

（a）**建築一般**　　開き戸から引き戸に，開き戸の取っ手をレバー式に，家具などのけがの危険性のある角にプロテクターを取り付ける。

（b）**設備一般**　　スイッチ，コンセント，水栓，便器，キッチンセット，洗面台，浴槽などの形状の設置位置を障害に合わせる。

（c）**福祉機器の活用**　　建築的な改修のみ考えるのではなく，福祉機器の活用によりいっそう便利になるときもある。

5.4.2　バリアフリー改修の事例

［1］**建物条件による改修**

（a）**所有形態**　　自己所有住宅の場合は，ある程度の自由度は高い。賃貸住宅は改修するには大家の承諾が必要で，退去時に再改修することもある。

（b）**建物形態**　　戸建て住宅の場合は，他住宅に対する影響が少ないため，ある程度の自由度は高い。共同住宅は周囲を他住戸で囲まれているため，他住戸に迷惑のかからないよう工事することが困難になることがある。

（c）**改修方法**　　増築（スペースの拡大により使い勝手向上）の方法と，改修（建物の一部の手直し）の方法があるので状況を考えて選択する。

（d） 構造形態　　一般的には木造が多いが，木造でも柱・梁で構成する軸組み工法（在来住宅に多い工法），パネルで構成する枠組み工法（ツーバイフォー工法など）などがある。鉄筋コンクリート造りは共同住宅などに多い。コンクリート壁の撤去は困難が生じるので注意する。鉄骨造は高層共同住宅に多いが，一般住宅の場合は軽量鉄骨になる。いずれの場合も構造に支障を来さない改修が重要であるので，専門家と協議しながら改修を進める。

〔2〕　高齢者対応の改修（K氏邸の事例，図 5.28）
（a）　家族構成　　K氏家族は本人（82歳男性）と娘2人（日中勤務）計3人
（b）　症　状　　内臓疾患による筋力低下で日常生活動作に困難性をもっていた。
（c）　住宅状況　　木造（軸組み工法）2階建て・自己所有・戸建て住宅・築30年くらい。
（d）　改修目標　　現在トイレ・浴室を自力で使用するのが困難であり，自立や介護のしやすさ，およびこれからの老化を考え，車椅子で生活できる住宅にしたい。
（e）　改修内容　　室内に段差が多く歩行の際つまずく危険があるので段差を少なくした。住宅の床面は一般的に畳の上面が高く設定されているので，廊下・トイレ・脱衣・洗面・浴室・居間・台所床を畳の上面まで貼り上げした。寝室の床を車椅子などの通行に便利なようフローリング（木製床）に改修した。各部の開口部幅拡大や，浴室・脱衣洗面・浴室が狭いため出窓分の増築を行った。トイレは車椅子でも使用できるよう脱衣洗面と一体化している。トイレは手すりを設置し，浴室は浴槽・手すり・浴室用バリアフリー建具などで全面改修とした。建物の部屋間暖房温度差を少なくするため床暖房を設置（寝室・居間・台所・トイレ・脱衣洗面・浴室・廊下）した。合わせて建物の断熱性能が低いため，外壁建具のガラスをペア（断熱）ガラスとし，床・壁・天井に新たに断熱材を挿入し断熱性能を高めた。設備的には水栓はレバーハンドル式とし，スイッチはワイドタイプの押しやすい物に換えた。トイレ・浴室内に緊急呼出しブザーを設置した。住宅内への出入りを車椅子でも可能とするため，寝室側にスロープを設置した。
（f）　改修結果　　多少のサポートと歩行車の利用で，自力による日常生活動作がより可能になり。家族も安心して勤務できるようになった。本人も，スロープから庭に降りて好きな植物との触合いが再開され，生活の向上が見られた。

〔3〕　障害者対応の改修（I氏邸の事例）
（a）　家族構成　　I氏家族は祖父母と両親（50代前半）と次男（本人18歳）計5人。
（b）　症　状　　交通事故による頸椎損傷，下肢全麻痺，上肢握力弱く一部麻痺，座位保持困難，車椅子使用（握力が弱いので段差・スロープの乗越え困難），身長185 cmで大きい。
（c）　住宅状況　　木造（軸組み工法）2階建て・自己所有・戸建て住宅・築10年くら

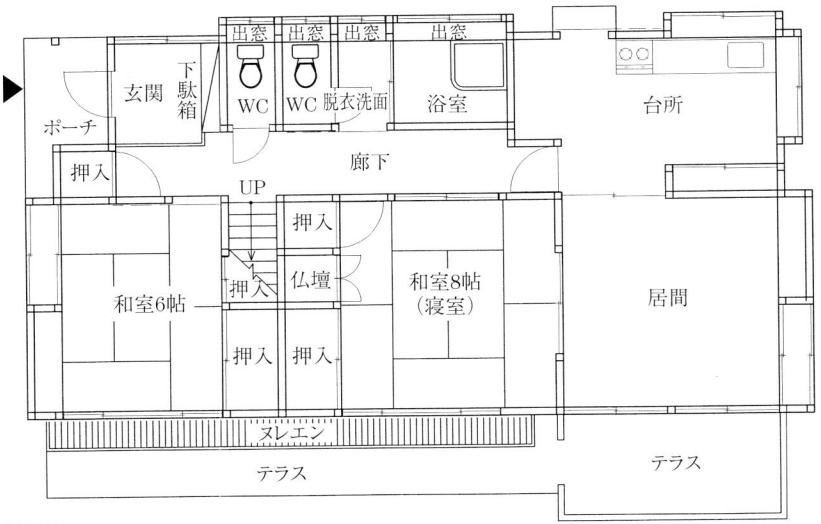

136   5. 住環境の整備

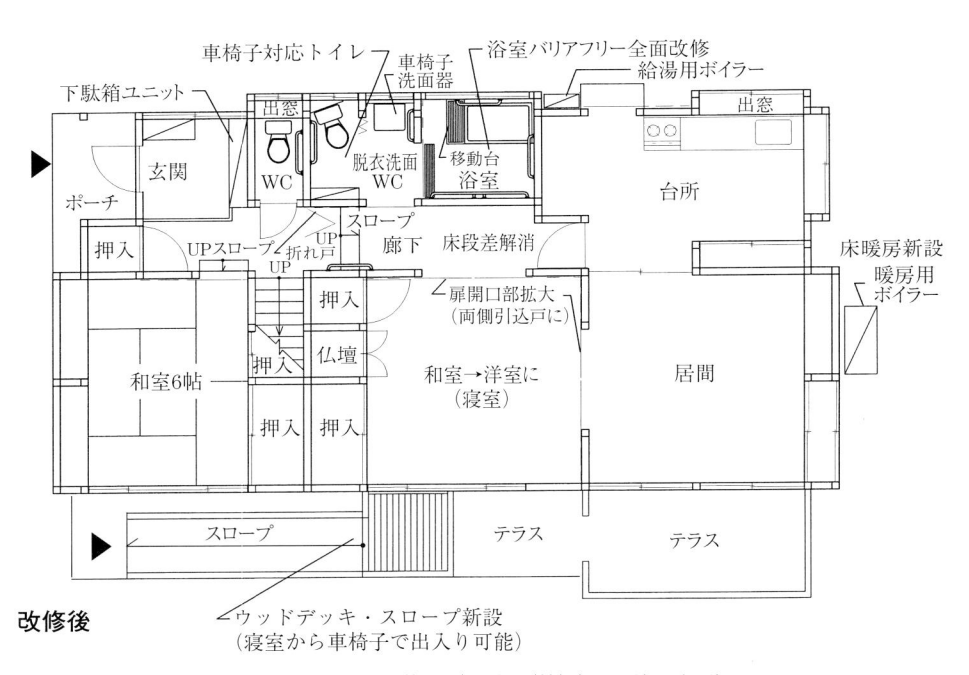

図5.28 K氏邸改修図（設計：(株)空間環境研究所）

い。

（**d**）　**改修目標**　　介護が前提の暮らしになるため，本人の生活の向上のためにできるだけ自力でも活動できる空間をつくり出す。家族が介護しやすい（両親は高齢化していく）空間と福祉機器の活用を考慮する。

本人が結婚するようなことがあったとき，夫婦として生活できる空間にしたい。

（e）**改修内容** 既存の住宅部分の改修では困難が多いので，増築を行った。居室とサニタリー（トイレ・浴室）を既存部に接合し，家族の行き来をしやすくした。既存部のリビングから増築部内は床段差は一切なく，車椅子でもスムーズな通行を可能とした。居室はベッドと本人が作業するカウンター，洗面化粧台，クローゼット，調理ができるキッチンセット，既存リビングに接して介護者の予備ベッドスペースを設けている（**図 5.29**）。

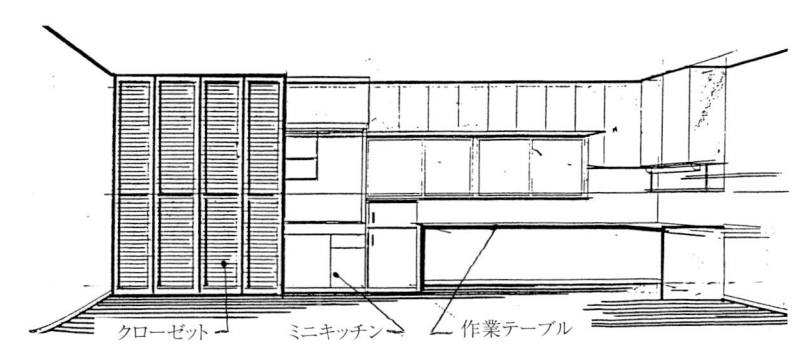

図 5.29 居室まわり（作成：(株)空間環境研究所）

サニタリーはトイレ・浴槽・洗髪流しを設け，本人の体を洗うときに洗い場に寝かせるため広いスペースを確保している（**図 5.30**）。体温の調節が困難なため冷暖房コントロールに配慮し，増築部分はサニタリーを含め全面床暖房とした。これにより洗い場で床に寝かせても（マットを敷く）寒くなることはない。

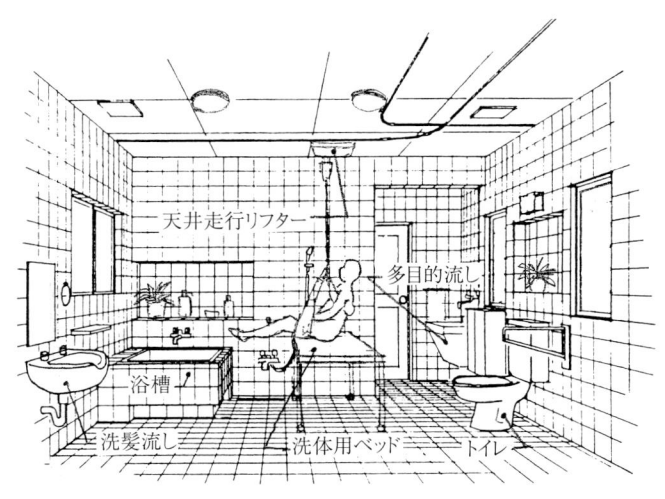

図 5.30 サニタリーまわり（作成：(株)空間環境研究所）

138　　5. 住 環 境 の 整 備

　移動については，介護者の身体機能の将来的衰えを配慮し，天井走行リフターによる移動を取り入れた。ベッド・トイレ・洗い場・浴槽への移動を容易にしている。

　外部から室内への移動はスロープで直接増築部に入るが，握力がまだ弱いのでリハビリによる回復を待って本人使用とするが，それまではポーチ部に段差解消リフターを設け機械力による移動を行う。

　(f) 改修結果　　増築部の生活によって，自宅での暮らしが困難とされていた生活ができるようになった，家族も介護が可能となった。本人は生活向上に意欲が出てき，もっと障害をもった仲間と交流をしたいと作業カウンターにパソコン（パーソナルコンピュータ）を置き，パソコン通信を行ったり，リハビリセンターのスイミングクラブで積極的なリハビリをするようになった（**図5.31**，**図5.32**）。

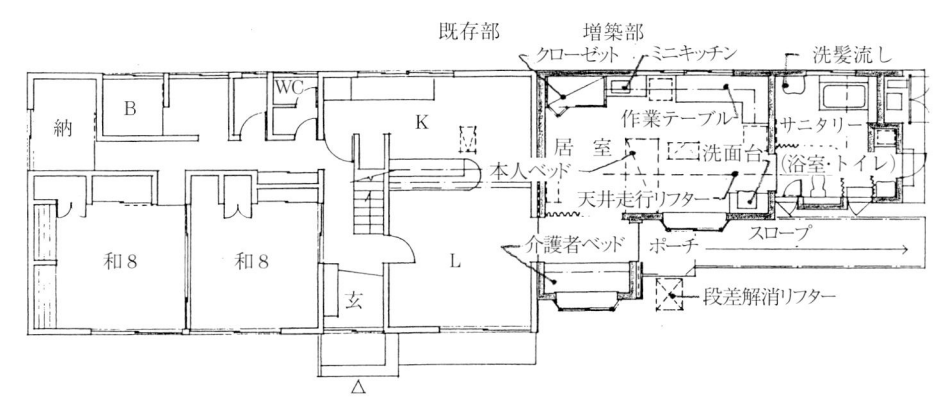

図 5.31　I氏邸改修図（設計：(株)空間環境研究所）

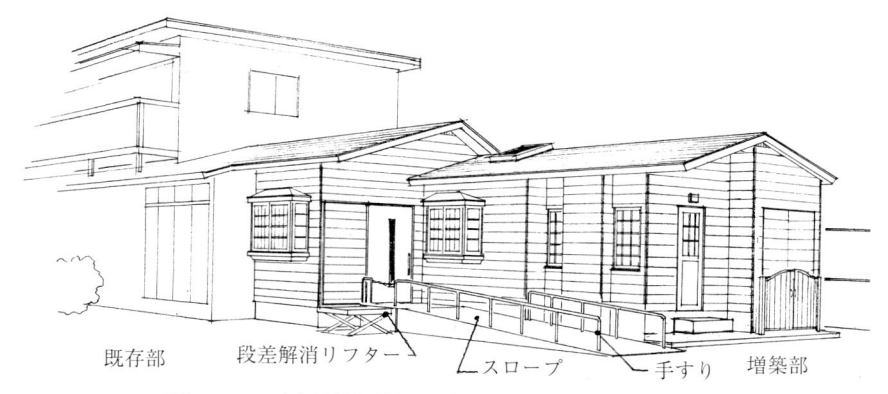

図 5.32　I氏邸増築部外観図（作成：(株)空間環境研究所）

5.5 住宅改修のためのチェックポイント

住宅改修の場合，まず既存建物のバリアフリー度の現状を，きちんと把握することが重要である。新築と異なり，さまざまな規制の中で改修を行うことになるので，使い手の要求を明確にしたうえで，なにを優先すべきなのかを判断する必要がある。そのためにも，改修の対象となる項目の全体像を明らかにすることが先決である（バリアフリーカルテを活用して，各部屋ごとに現状をチェックし整理検討する，**表5.5**）。

設備関係の諸室である，便所，洗面・脱衣室，浴室などは，生理的な欲求を満たす重要な部屋である。特に，便所は排泄行為を行う場所であり，その行為の自立度は，人間の尊厳に

表5.5 住宅（内部）バリアフリーカルテ：高齢者の寝室

場所	改修のねらい	目的	チェック事項		現状	評価 ○△×
			項目	理想		
高齢者の寝室	体調を崩したり身体機能が低下してくると，寝室で過ごす時間が長くなります。食事をしたり，介護を受けたりなど，寝室でさまざまな生活をまかなうことになるため，そのときに応じてできるようにしておくことが大切	安全かつ容易に移動できる	出入り口に段差はないか	段差は設けない。		
			建具の把手は開閉しやすいか	把手は開戸の場合レバーハンドル，引戸の場合は棒状のものが開閉しやすい。		
			壁に手すりがついているか（体勢を安定させる）	身体の姿勢を変えたり長く移動する所など，必要な所に手すりを設ける。		
		部屋の使い方の変化に対応できる	高齢期になったとき，寝室を1階に設けることができるか	事故の多い階段の使用を避けるなど，生活の便利さを考え，寝室は1階に設ける。		
			広さは10畳以上あるか（最低8畳程度必要）	居間的な使い方，車椅子・福祉用具の使用，介護が必要となったときの使い方に対応できるよう，十分な広さが必要		
			ベットを設置できるか	ベットのほうが，寝起きが楽で便利		
		日中，明るい部屋で快適に過ごせる	窓が南に面していて明るいか	自然採光を十分に採り込み，いつも居たくなるような雰囲気にする。		
			庭から直接出入りできるか	生活の広がりを考えると，庭が身近にあり，気軽に利用できるほうがよい。		
			間仕切壁や建具の遮音性能を高めているか	騒音を部屋に入れない，また外に出さない配慮が必要		
			風通しはよいか	涼しさや換気に配慮して，二つ以上の窓を設けたほうがよい。		

5. 住環境の整備

表 5.5 （つづき）

場所	改修のねらい	目的	チェック事項 項目	チェック事項 理想	現状	評価 ○△×
高齢者の寝室		緊急時の避難・救助に支障がないよう	部屋は1階にあるか	災害時に逃げ遅れず，すぐに外に非難できるよう1階がよい。		
			扉のかぎは外からでも開けられるか	救助のために，すぐに開けられるよう		
			寝室内の操作しやすい所に通報装置（非常ボタン）があるか	気分が悪くなったときに，すぐに家族に知らせられるように設ける。		
		設備は充実しているか	空気の汚れない暖房設備（電気ヒーター・強制給排気式・エアコン・床暖房など）があるか	小まめに換気をすることは必要であるが，できないときのことを考えて，空気の汚れにくい暖房設備が望ましい。		
			冷房設備があるか	部屋に居る時間が長くなるので，睡眠時などの快適性も含めて設けるほうが望ましい。		
			照明は明るいか（リモコン操作が最適）	身体機能の低下により，物が見えにくくなるので，十分な照度が必要		
			使いやすい収納が十分にあるか	持ち物が増え，高い所に手が届きにくくなるので，物の出し入れがしやすい広さの十分な収納が必要		
		自立式車椅子を使用できる	車椅子で部屋に出入りできるか	出入り口の有効幅が80 cm以上必要		
			車椅子で部屋に出入りしやすいか	開戸・折戸より引戸が出入りしやすい		
			車椅子を使用した場合広さは十分か	回転できる空いている広さが，縦横150 cm以上必要		
		便利な部屋の間取り	寝室の近くに便所があるか	移動・介助・介護・夜中の使用・冬の寒さのことを考えると，寝室の近く（できれば隣接させ直接出入り）がよい。		
			寝室の近くに浴室・洗面所があるか	移動・介助・介護・冬の寒さのことを考えると近く（できれば隣接させ直接出入り）がよい。		
			寝室に隣接してもう一部屋あるか	介助・介護・看護が必要になったときのことを考えて，付添い者の寝室などに多目的に使える部屋が，続き間としてあることが望ましい。		

5.5 住宅改修のためのチェックポイント

表 5.5 住宅（内部）バリアフリーカルテ：便所

場所	改修のねらい	目的	チェック事項		評価
			項　目	理　想	現状　○△×
便所	一日に何度も使う所として、便所の使いやすさは特に大切です。できる限り自分の力で行きたい場所	安全かつ容易に移動できる	出入り口に段差はないか	段差は設けない。	
			建具の把手は開閉しやすいか	把手は開戸の場合レバーハンドル、引戸の場合は棒状のものが開閉しやすい。	
		感覚機能（温熱感覚）の低下を補完できる	暖房設備はついているか	暖房設備を設置、または将来設置できるスペース・コンセントなどがあるとよい。	
			暖房便座がついているか	寒さへの適応の問題で、設けたほうがよい。	
		排便・排尿行為が安全かつ容易にできる	壁に手すりがついているか（体勢を安定させる）	身体の姿勢を変える所など、必要な所に手すりを設ける。	
			便器は腰掛け式か	腰掛け式のほうが楽で、介助もしやすい。	
		設備機器は、安全で操作性がよい	手洗器の水栓金具は、レバーハンドルか	レバーハンドルが操作しやすい。	
			便器の洗浄レバーはリモコン式か（ウォッシュレットも可）	座ったまま操作可能な方式がよい。	
		介助ができるよう	介助可能な広さがあるか	内法寸法が縦 135 cm、横 135 cm 必要（便器の脇に 50 cm の介助スペース）	
		緊急時の救助に支障がないよう	建具は引戸か　開戸の場合廊下側に開くか	中で倒れたとき扉が開くように、引戸または外開戸がよい。	
			建具のかぎは外からでも開けられるか	救助のため開けられるよう	
			便所内の操作しやすい所に通報装置（非常ボタン）があるか	気分が悪くなったときに、すぐに家族に知らせられるように設ける。	
		自立式車椅子を使用できる	車椅子で部屋に出入りできるか	出入り口の有効幅が 80 cm 以上必要	
			車椅子で部屋に出入りしやすいか	開戸・折戸より引戸が出入りしやすい。	
			車椅子を使用した場合広さは十分か	可能であれば、回転できる広さが縦横 150 cm 以上。無理なときは、車椅子が便器に寄せられる広さを確保する。	
			車椅子で使用できる手洗器か（カウンター式）	洗面台の下は、車椅子で足が入るスペースがあるとよい。	
		便利な部屋の間取り	高齢者が使用している（する予定の）部屋の近くにあるか	移動・介助・介護・夜中の使用・冬の寒さのことを考えると、近く（できれば隣接させ直接出入り）がよい。	

大きくかかわる。これらの部屋は，他室と比べて狭く設定し勝ちであり，広さの問題を解決するには，それぞれの部屋をまとめてワンルームにする方法も有効である。

住宅改修の全体像が明らかになったら，建物の構造躯体について検討しなくてはならない。構造の種類にもよるが，柱や壁などは構造上移動・撤去が困難な場合がある。できたとしても，大規模な工事になりかねない。特に，ツーバイフォーなどの壁式構造は，間仕切壁の変更が困難である。要求する内容と工事費とのバランスに配慮し，適切な判断が必要である。

表 5.5 住宅（内部）バリアフリーカルテ：洗面・脱衣室・浴室

場所	改修のねらい	目的	チェック事項		評価
			項目	理想	現状 ○△×
洗面・脱衣室	身体機能が低下しても，洗顔・歯磨き・衣服の脱着などの日常行為が十分行えるよう，使いやすい設備機器などの準備をしておくことが大切	安全かつ容易に移動できる	出入り口に段差はないか	段差は設けない。	
			建具の把手は開閉しやすいか	把手は開戸の場合レバーハンドル，引戸の場合は棒状のものが開閉しやすい。	
			床は水に濡れると滑りやすくないか	水に濡れても滑りにくい床材にする。	
		洗面および脱衣行為が安全かつ容易にできる。設備機器は，安全で操作性がよい	壁に手すりがついているか（体勢を安定させる）	洗面台や衣服を着脱する近くに，身体を支える手すりを設ける。	
			洗面台の水栓金具は，温度設定機能がついているか	温度調整が容易に安全に行えるほうがよい。	
			洗面台の水栓金具は，レバーハンドルか	レバーハンドルが操作しやすい。	
		感覚機能（温熱感覚・視力）の低下を補完できる	暖房設備はついているか	暖房設備を設置できるスペースやコンセントがあるとよい。	
			十分明るいか	洗面・脱衣行為がちゃんとできる。	
		一休みできる	椅子・ベンチを置いているか	入浴後一休みする，椅子・ベンチを設置できるスペースがあるとよい。	
		自立式車椅子を使用できる	車椅子で部屋に出入りできるか	出入り口の有効幅が 80cm 以上必要	
			車椅子で部屋に出入りしやすいか	開戸・折戸より引戸が出入りしやすい。	
			車椅子を使用した場合広さは十分か	回転できる空いている広さが，縦横 150cm 以上あれば最適	
			車椅子で使用できる洗面台か（カウンター式）	洗面台の下は，車椅子で足が入るスペースがあるとよい。	
		便利な部屋の間取り	高齢者が使用している（する予定の）部屋の近くにあるか	移動・介助・介護のことを考えると近くがよい。	

5.5 住宅改修のためのチェックポイント

表 5.5 （つづき）

場所	改修のねらい	目的	チェック事項 項目	チェック事項 理想	現状	評価 ○△×
浴室	身体機能の低下により，一番影響を受けるのが入浴です。入浴は心身面での健康維持に効果的なので，気軽に入れるようにしたいもの。浴室は階段とともに事故が多い場所です。冬期入室時の急激な温度変化に対応できるよう，暖房機能があれば最適	転倒によるけがを防ぐ	滑りにくい床材か	ツルツルしていないノンスリップ材がよい。		
			出入り口に段差はないか	段差は設けないか，2 cm 以下とする。		
			浴室への出入りや立ち座りが安全にできるように，手すりがついているか	身体の姿勢を変える所など，必要な所に手すりを設ける。		
			浴槽に出入りしやすいか	洗い場からの浴槽のエプロン（縁）の高さは，またぎやすい 30〜50 cm がよい。		
		浴槽で溺れない	浴槽の長さは長過ぎず，深さは深過ぎない。	浴槽の長さは，足を曲げて身体を支えやすいよう 100〜130 cm 程度とし，深さは 50〜56 cm がよい（長いタイプでも，ベンチ付浴槽は可）。		
		熱湯によるやけどなどを避け，容易にお湯が出せる	水栓金具は，温度設定機能がついているか	温度調整が容易に安全に行えるほうがよい。		
			水栓金具は，レバーハンドルか	レバーハンドルが操作しやすい。		
		一人で入浴できなくなったとき介助できるよう	介助可能な広さがあるか	浴室の内法寸法が縦横 160 cm 程度必要		
			介助者と出入りしやすいか	開戸より引戸・折戸が出入りしやすい。		
		緊急時の救助に支障がないよう	建具は引戸または折戸か	中で倒れたとき扉が開くように，引戸または折戸がよい。		
			建具のかぎは外からでも開けられるか	救助のため開けられるよう		
			浴室内の操作しやすい所に通報装置（非常ボタン）があるか	気分が悪くなったときに，すぐに家族に知らせられるように設ける。		
		自立式車椅子を使用できる	車椅子で部屋に出入りできるか	出入り口の有効幅が 80 cm 以上必要		
			車椅子で部屋に出入りしやすいか	開戸・折戸より引戸が出入りしやすい。		
			車椅子（シャワー用）を使用した場合，広さは十分か	可能であれば，回転できる広さが縦横 150 cm 以上。シャワーに手が届くように		
		便利な部屋の間取り	高齢者が使用している（する予定の）部屋の近くにあるか	移動・介助・介護のことを考えると近くがよい。		

表5.5 住宅（内部）バリアフリーカルテ：台所・居間・食堂

場所	改修のねらい	目的	チェック事項		評価
			項目	理想	現状 ○△×
台所	調理は，毎日の家事の中で大きなウェイトを占めています。細かい動作が要求される所なので，身体機能の低下により，極端に使いにくくなります。食事という家族の団らんと関係しており，充実させたい場所	安全かつ楽に作業できる	床は水に濡れると滑りやすくないか	水に濡れても滑りにくい床材にする。	
			出入り口に段差はないか	段差は設けない。	
			建具の把手は開閉しやすいか	把手は開戸の場合レバーハンドル，引戸の場合は棒状のものが開閉しやすい。	
		設備機器は，安全で操作性がよい	流し台の水栓金具は，温度設定機能がついているか	温度調整が容易に安全に行えるほうがよい。	
			流し台の水栓金具は，レバーハンドルか	レバーハンドルが操作しやすい。	
			レンジは電気式か	ガス式のレンジより，IHクッキングヒーターのほうが安全	
		自立式車椅子を使用できる	車椅子で部屋に出入りできるか	出入り口の有効幅が80cm以上必要	
			車椅子で部屋に出入りしやすいか	開戸・折戸より引戸が出入りしやすい。	
			車椅子を使用した場合広さは十分か	回転できる空いている広さが，縦横150cm以上必要	
			車椅子で使用できるキッチンか（カウンター式）	流し台・調理台の下は，車椅子で足が入るスペースがあるとよい。	
		便利な部屋の間取り	台所は，食堂とつながっているか（DK・LDKワンルームも可）	食卓まで容易に移動できるように，食堂に隣接してつながっているほうがよい。	
居間・食堂	体力の衰えた高齢者を個室に閉じ込めず，他者とのコミュニケーションを図ることが，精神的にも大切。家族が集う場所なので，高齢者も気軽に使えるようにしたい場所	安全かつ容易に移動できる	出入り口に段差はないか	段差は設けない。	
			建具の把手は開閉しやすいか	把手は開戸の場合レバーハンドル，引戸の場合は棒状のものが開閉しやすい。	
		快適に明るく過ごせる	窓が南に面していて明るいか	自然採光を十分に採り込み，家族がいつも居たくなるような雰囲気にする。	
			庭から直接出入りできるか	生活の広がりを考えると，庭が身近にあり，有効に利用できるほうがよい。	
		自立式車椅子を使用できる	車椅子で部屋に出入りできるか	出入り口の有効幅が80cm以上必要	
			車椅子で部屋に出入りしやすいか	開戸・折戸より引戸が出入りしやすい。	
			車椅子を使用した場合広さは十分か	回転できる空いている広さが，縦横150cm以上必要	
		便利な部屋の間取り	食堂は，台所とつながっているか（DK・LDKワンルームも可）	食堂から台所まで容易に移動できるように，隣接してつながっているほうがよい。	

5.5 住宅改修のためのチェックポイント

表 5.5 住宅（内部）バリアフリーカルテ：廊下・ホール・階段・ポーチ・玄関

場所	改修のねらい	目的	チェック事項		現状	評価 ○△×
			項目	理想		
廊下・ホール	各部屋へ行き来するために，手すりや車椅子を使用できる広さが必要。建物の構造上，後で広げることが困難なので，最初から考えておくことが大切	安全かつ容易に移動できる	廊下に段差はないか	段差は設けない。		
			廊下に手すりがついているか	壁の片側に手すりを設ける。		
		感覚機能（視力）の低下を補完できる	十分明るいか	夜でも足下がはっきり見えるようにする。		
		自立式車椅子を使用できる	車椅子を使用した場合幅員は十分か	有効幅で 85 cm 以上必要		
			手すりを設けても，車椅子を使用できるか	手すりの設置幅を見込んで，有効幅で 95 cm 以上必要		
階段	階段での事故は非常に多く，特に安全性の確保が大切	安全かつ容易に移動できる	階段は上りやすいか	踏面 $(T) \geq 21$ cm，蹴上げ $(R) \leq 18$ cm がよい。または，55 cm $\leq T + 2R \leq 65$ cm を満たす。		
			踊り場はついているか	万が一転落した場合，下までの転落防止策として設けたほうがよい。		
			廻り階段（90°三つ割り）ではないか	廻り階段（90°三つ割り）は昇降しにくいので，避けたほうがよい。		
			階段に手すりがついているか	少なくとも片側に手すりを設ける。		
		感覚機能（視力）の低下を補完できる	十分明るいか	夜でも足下がはっきり見えるようにする。		
		機械の力を借りて昇降できる	万が一のことを考え，階段昇降機の設置が可能か（ホームエレベーターも可）	有効幅が 105 cm 以上必要（ホームエレベーターの設置スペースも検討）		

表5.5　（つづき）

場所	改修のねらい	目的	チェック事項 項目	チェック事項 理想	現状	評価 ○△×
ポーチ	高齢者の外出が容易にできるようになることは，本人の健康増進はもちろん，介護者の負担を軽減することにもつながります。	安全かつ容易に玄関にアプローチできる	ポーチに上がる階段はゆるやかか	段差（蹴上）16 cm以下		
			よろけたときに安全か	階段・スロープに手すりを設ける（できれば両側に）。		
			床は水に濡れると滑りやすくないか	水に濡れても滑りにくい床材にする。		
		自立式車椅子を使用できる（スペースがない場合は，庭からのアプローチも検討する）	ポーチに車椅子でも上がれるか	スロープを設ける（できれば勾配1/12以下）。段差解消リフトの活用も可		
			スロープの幅は十分か	有効幅90 cm以上必要		
			ポーチの広さは十分か	車椅子が回転できるよう，縦横150 cm以上が最適		
			ポーチは雨に濡れないか	ポーチの上に十分な屋根を設ける。		
玄関	玄関で靴を脱ぐ日本の習慣から，完全に段差を解消することは困難です。段差を許容しながら安全性を確保することが大切です。そのためにも，玄関の広さには余裕をもたせたいものです。	安全かつ容易に移動できる	玄関戸の下（くつずり）に段差があるか	くつずりとポーチの段差は2 cm以下		
			玄関戸は出入りしやすいか	有効幅で75 cm以上必要（車椅子の場合80 cm以上）		
			土間とホール（廊下）の段差は，上がりやすいか	段差（上がりかまち）の高さは18 cm以下（車椅子使用の場合ほぼフラット）		
			段差の所でよろけたときに安全か	段差（上がりかまち）の所の壁に，身体を支えるための縦手すりを設ける。		
			床は水に濡れると滑りやすくないか	水に濡れても滑りにくい床材にする。		
		靴の脱着などが安全かつ容易に行える	靴の履替えは，よろけたりせず，しやすいか	履替えのための椅子やベンチを設ける。		
		感覚機能（視力）の低下を補完できる	土間とホール（廊下）の段差はわかりやすいか	段差（上がりかまち）を材質や色などで変化をつける。		
			十分明るいか（段差が多く危ないので）	段差・足下がはっきり見えるようにする。		
		自立式車椅子を使用できる	玄関戸は車椅子で出入りしやすいか	引戸が望ましい。		
			玄関戸は車椅子で出入りできるか	建具を開けた有効幅が80 cm以上必要		
			車椅子を使用した場合広さは十分か	縦横150 cm以上が最適		

引用・参考文献

1 章

1) 荒川義子・住居広士 監修：介護保険時代の医療福祉総合ガイドブック 第3版, 医学書院（2003）
2) 介護支援専門員テキスト編集委員会 編：法令通知・関係資料, 改訂 介護支援専門員基本テキスト 第4巻,（財）長寿社会開発センター（2003）
3) 一番ケ瀬康子・井上千津子・鎌田ケイ子・日浦美智江 編：介護技術, 新セミナー介護福祉 12, ミネルヴァ書房（2002）
4) 藤田美明：一人暮らし高齢者の食生活 その実態, 月刊総合ケア, **11**, 11, pp.12-17（2001.11）
5) 月刊総合ケア編集部 編：特別インタビュー「家で食事」をサポートする企業の取り組み, 月刊総合ケア, **11**, 11, pp.37-41（2001.11）
6) 日本介護食品協議会：http://www.udf.jp/outline_what.html（2006年3月現在）
7) ホームヘルパー養成研修テキスト作成委員会 編：ホームヘルパー養成テキスト2級課程（2002年改訂版）第4巻,（財）長寿社会開発センター（2002）
8) 介護支援専門員テキスト編集委員会 編：高齢者の保健医療・福祉の基礎知識, 改訂 介護支援専門員基本テキスト 第3巻,（財）長寿社会開発センター（2003）
9) 介護支援専門員テキスト編集委員会 編：法令通知・関係資料, 改訂 介護支援専門員基本テキスト 第4巻,（財）長寿社会開発センター（2003）
10) 日本医師会総合政策研究機構 編：利用者と共有できる介護報酬ナビ,（株）じほう（2003）
11) 厚生統計協会 編：国民衛生の動向, **52**, 9（2005）
12) 厚生労働省：「通院等のための乗車または降車の介助が中心である場合」及び「身体介護が中心である場合」の適用関係について, 厚生労働省老健局（2003.5）
13) 野中 猛：図解ケアマネジメント, pp.14-15, 中央法規出版（1997）
14) 日本看護協会 編：資格試験対策―介護保険とケアマネジャー, p.113, 日本看護協会出版会（1998）
15) 厚生統計協会 編：国民衛生の動向, 厚生の指標, **49**, 9,（財）厚生統計協会（2002）
16) 厚生統計協会 編：国民の福祉の動向, 厚生の指標, **51**, 9,（財）厚生統計協会（2004）
17) 厚生統計協会 編：国民衛生の動向, 厚生の指標, **49**, 9,（財）厚生統計協会（2002）
18) 荒川義子・住居広士 監修：介護保険時代の医療福祉総合ガイドブック 第3版, 医学書院（2003）
19) 内閣府経済社会総合研究所：http://www.esri.cao.go.jp/（2006年3月現在）
20) 斉藤 進, 庄司順一, 平山宗宏, 恒次欣也, 中村明紀：保健・福祉情報の利用状況に関する研究（2）, 小児保健研究, **56**, 2, p.270（1997）
21) 藤倉純子, 池田裕美, 武藤志真子, 堀端 薫, 太田和枝：栄養士の情報機器活用に関する調査, 栄養学雑誌, **61**, 2, pp.123-128（2003）
22) 濱井龍明, 笹野義二：高速無線アクセスシステムを利用した高品質画像・映像伝送につい

て，医療とコンピュータ，**13**，3，pp.18-21（2002）
23) 杉浦一徳，小川晃通：インターネットと DVTS，医療とコンピュータ，**13**，3，pp.2-5（2002）
24) 川越博美：訪問看護ステーションの看護を支える情報機器，臨牀看護，**24**，1，pp.1-6（1998）
25) 大櫛陽一：保健医療情報システムの貢献，医療とコンピュータ，**12**，10，pp.16-19（2001）
26) 村瀬澄夫：スーパーホスピタルの時代—遠隔医療の貢献，医療とコンピュータ，**12**，10，pp.20-24（2001）
27) 吉原博幸：これからの医療を支える電子カルテ，医療とコンピュータ，**12**，10，pp.25-29（2001）
28) 開原成允：情報技術の貢献，医療とコンピュータ，**12**，10，pp.2-5（2001）
29) 厚生省老人保健福祉局介護保険制度準備室：介護保険制度の解説，社会保健研究所（1998）
30) 岩下清子，奥村元子，石田昌宏：介護報酬 ケアに活かす知識と理念，日本看護協会出版会（2000）

2 章

1) M.E. Tinetti, D. Richman, L. Powell, et al. : Falls efficacy as measure of fear of falling, J Gerontol, **45**, 6, pp.239-243 (1991)
2) 結城美智子，山田嘉明 ほか：閉じこもり傾向にある女性高齢者の Health-Related QOL および活動能力に関する研究，保健の科学，**44**，11，pp.875-880（2002）
3) 介護支援専門員テキスト編集委員会 編：介護保険制度と介護支援，改訂 介護支援専門員基本テキスト 第1巻，（財）長寿社会開発センター（2003）
4) 介護支援専門員テキスト編集委員会 編：介護支援サービスと介護サービス，改訂 介護支援専門員基本テキスト 第2巻，（財）長寿社会開発センター（2003）
5) 介護支援専門員テキスト編集委員会 編：高齢者保健医療・福祉の基礎知識，改訂 介護支援専門員基本テキスト 第3巻，（財）長寿社会開発センター（2003）
6) 野嶋佐由美・渡辺裕子 編：特集 家族の意思決定を支援する，家族看護，**1**，1（2003）
7) 厚生統計協会 編：国民衛生の動向，**52**，9（2005）
8) 四日市市：平成13年度 四日市市高齢者等実態調査 まとめ（2003）
9) 宮城県保健福祉部：第3回介護保険サービス利用実態調査（速報）の概要（2003）
10) Heidi Schietinger and Rainer Schenzle : Kräfteschonendes Lagern und Drehen in Der Pflege, Ferdinand Enke Verlag (1998)
11) Heidi Bauder-Miβbach : Kinästhetik in der Intensivpflege, Schlütersche (2000)
12) Frank Hatch, Lenny Maietta and Suzanne Schmidt : Kinästhetik Interaktion durch Berührung und Bewegung in der Pflege, DBfK (1996)
13) VIV-ARTE : http://viv-arte.com/（2006年3月現在）
14) IfK-AG : http://www.kinaesthetik.com/default.htm/（2006年3月現在）
15) ウルム大学：http://www.uni-ulm.de/klinik/pflegedienst/Kinaesthetik/（2006年3月現在）
16) 徳永恵子：キネステティク概念を応用した体位変換の実際，日本褥瘡学会誌，**3**，3，pp.259-267（2001）
17) 澤口裕二，坂本理和子，戸田久美子 ほか：キネステティク概念による介助法の実際と解説，

看護技術，**47**，14，pp.80-84（2001）
18) 徳永恵子，塚田貴子，小竹佐智代 ほか：キネステティクを応用したポジショニング，看護技術，**47**，14，pp.85-89（2001）
19) 澤口裕二：さあさんのかかってキネステティク，日総研出版（2002）
20) 徳永恵子：看護技術に応用するキネステティク，コミュニティケア，**4**，5，pp.24-26（2002）
21) 塚田貴子，徳永恵子：ボディメカニクスとキネステティクの違い—人の「自然な動き」への着眼，コミュニティケア，**4**，5，pp.27-29（2002）
22) 徳永恵子，塚田貴子，坂本理和子，澤口裕二：体位変換の実際，コミュニティケア，**4**，5，pp.30-41（2002）
23) 坂本理和子：キネステティクは看護にどんな変革をもたらしたのか，コミュニティケア，**4**，5，pp.42-45（2002）
24) 徳永恵子 監修：VHS ビデオ 看護におけるキネステティク—体位変換の革命，日本看護協会出版会（2002）
25) 真田弘美 編，徳永恵子，塚田貴子，小竹佐智代，澤口裕二：褥瘡ケアに有効な体位変換技術（キネステティクの概念の応用），褥瘡患者の看護技術—最新の知識と看護のポイント，pp.110-116，へるす出版（2002）
26) 塚田貴子：短期集中連載第1回 看護そのものへの回帰—ドイツでの"キネステティク"研修記 なぜドイツへ研修に行くことになったのか，看護，**54**，12，pp.84-87（2002）
27) 塚田貴子：短期集中連載第2回 看護そのものへの回帰—ドイツでの"キネステティク"研修記 研修の実際，看護，**54**，15，pp.90-94（2002）
28) 塚田貴子：短期集中連載最終回 看護そのものへの回帰—ドイツでの"キネステティク"研修記 日本の看護とキネステティク，看護，**55**，2，pp.94-97（2003）
29) フランク・ハッチ，レニー・マイエッタ，スザンネ・シュミット（澤口裕二 訳）：看護・介護のためのキネステティク，日総研出版（2003）

3 章

1) 宮崎歌代子，鹿渡登史子：在宅酸素療法／在宅肺高血症患者，在宅療養指導とナーシングケア—退院から在宅まで—1，医歯薬出版（2001）
2) 日野原重明：チーム医療による在宅酸素療法の実際 第2版，文光堂（1998）
3) 川村佐和子 監修：在宅療養支援のための医療処置管理看護プロトコール，日本看護協会出版会（2000）
4) 山崎史朗：よくわかる呼吸療法の基本，医学芸術社（2000）
5) 帝人：在宅酸素療法の手引き
6) 東京都江東区保健福祉部障害者福祉課：障害者福祉のてびき（2004）
7) 今井裕一 編，石崎 允 監修：CAPD実践マニュアル，医学書院（2000）
8) 栗山 哲：透析ナーシング，JJNスペシャル NO62，医学書院（1999）
9) 中尾俊之，長岡由女，岩澤秀明：等張 icodextrin 腹膜透析液の有効性と問題点，臨床透析，**19**，5，pp.37-43（2003）
10) 松本芳博，天野 泉：中性透析液の有効性と問題点，臨床透析，**19**，5，pp.51-56（2003）
11) 小松浩子：尿失禁を持つ人への行動科学的アプローチ—行動療法に焦点を当てて—，看護研究，**29**，5，pp.355-365（1996）

引用・参考文献

12) 広瀬崇興：膀胱留置カテーテルの適正使用，看護技術，**49**，7，pp.584-585（2003）
13) 溝口千恵子：ケアプランに欠かせない住宅改修モデル100，日本看護協会出版会（2001）
14) 日本コンチネンス協会：http://www.jcas.or.jp（2006年3月現在）
15) 徳永恵子：オストメイトの身体的合併症と心理・社会的問題点，がん看護，**3**，2，pp.158-161（1998）
16) 大村裕子：ストーマ装具一覧，実践ストーマケア（穴澤貞夫 編），pp.205-268，へるす出版（2000）
17) 徳永恵子：在宅におけるストーマケア，プライマリ・ケア，**26**，3，pp.207-209（2003）
18) 徳永恵子，永野みどり：人工肛門・人工膀胱管理法，在宅療養支援のための医療処置管理看護プロトコール（川村佐和子 監修）11，日本看護協会出版会，pp.195-213（2000）
19) 日本ET協会活動調査委員会：2002年日本ET協会会員活動調査報告，日本創傷・オストミー・失禁ケア研究会誌，**7**，2，pp.61-69（2004）
20) 高橋　誠：STOMA，**9**，1，pp.1-4（1999）
21) 大浦武彦：褥瘡予防・治療ガイド，pp.14-21，照林社（2001）
22) 大浦武彦：本邦における褥瘡の現状と問題点，日本褥瘡学会誌，**1**，2，pp.201-214（2000）
23) 徳永恵子：褥瘡ができてしまった時の管理・看護，褥瘡のすべて（宮地良樹・真田弘美 編著）15，pp.161-175，永井書店（2001）
24) US. Department of Health & Human Services, Agency for Health Care Policy and Reserch : Pressure Ulcer in Adults, Prediction & Prevention（1992）
25) 大浦武彦 ほか：褥瘡治療・看護・介護機器の総合評価ならびに褥瘡予防に関する研究（平成10-長寿-012），厚生省平成12年長寿科学研究報告書，p.49（2001）
26) 樋口太郎 ほか：IVH菌血症，INFECTION CONTROL，**2**，4，pp.14-21（1993）
27) 渡辺　武 監修：はじめよう在宅医療21，医学書院（2001）
28) 小林寛伊 監修：在宅ケアにおける感染対策，へるす出版（2002）
29) 日本静脈経腸栄養学会：コメディカルのための静脈・経腸栄養手技マニュアル，南江堂（2003）
30) 総合健康推進財団：在宅中心静脈栄養法ガイドライン，文光堂（1995）
31) 日本在宅医療福祉協会 編：ハイテク在宅医療機器サービスマニュアル
32) 川村佐和子 監修：在宅療養支援のための在宅医療処置管理看護プロトコール，日本看護協会出版会（1999）
33) 浜野恭一 監修：新・IVHマニュアル―そのこつと実際，南江堂（1991）
34) 井上義文：カテーテルと敗血症，総合医学社（1992）
35) 山田雅子：静脈内留置カテーテルの種類と特徴，月刊ナーシング，**11**，13，pp.100-103（1993）
36) 山田雅子：在宅中心静脈栄養法，月刊ナーシング，**13**，13，pp.84-87（1993）
37) 奥宮暁子，後閑容子，坂田三允：医療処置を必要とする人の在宅ケア，最新在宅看護技術1，中央法規出版（2001）
38) 日本在宅医療福祉協会在宅部会 編：ハイテク在宅医療機器サービスマニュアル，日本プランニングセンター（1998）
39) 高橋章子 責任編集：改訂版 最新基本手技マニュアル，エキスパートナースMOOK17，照林社（2002）

40) 松野かほる ほか：在宅看護論，医学書院（2003）

4 章
1) 日本看護協会 編：資格試験対策 介護保険とケアマネジャー，p.110，日本看護協会出版会（1998）
2) 杉本正子・眞舩拓子 編：第3版 在宅看護論 実践をことばに，pp.189-190，ヌーヴェルヒロカワ（2003）
3) 厚生統計協会 編：国民衛生の動向，厚生の指標，**49**，9，（財）厚生統計協会（2002）
4) 荒川義子・住居広士 監修：介護保険時代の医療福祉総合ガイドブック 第3版，医学書院（2003）
5) 厚生省特定疾患「難病のケア・システム」調査研究班：特定疾患患者療養生活実態調査報告書 平成7年度版（1996）
6) 厚生統計協会 編：国民衛生の動向，厚生の指標，**49**，9，（財）厚生統計協会（2002）
7) 荒川義子・住居広士 監修：介護保険時代の医療福祉総合ガイドブック 第3版，医学書院（2003）
8) 見藤隆子・小玉香津子・菱沼典子 編：看護学事典，日本看護協会出版会，p.420（2003）
9) 厚生労働省・日本医師会 監修：がん緩和ケアに関するマニュアル― がん末期医療に関するケアのマニュアル 改訂第2版 ―，（財）ホスピア・緩和ケア研究振興財団，p.1（2005）
10) 村嶋幸代 編：始めよう！ 訪問看護・介護，医学書院（1996）
11) 川越 厚 編：在宅ホスピスケアを始める人のために，医学書院（1996）
12) 厚生労働省：「新たな看護のあり方に関する検討会」報告書，看護，**55**，14，pp.104-109（2003）
13) 日本緩和医療学会がん疼痛治療ガイドライン作成委員会 編：がん疼痛治療ガイドライン，p.8，真興交易（株）医書出版部（2000）
14) 平賀陽一：本邦における癌性疼痛管理の現況と今後の展望，ペインクリニック，20，pp.479-484（1999）
15) 平賀陽一，武田文和：日本におけるがん疼痛治療の現状と今後の展望―大学病院におけるがん疼痛治療の推移を主に，緩和医療，1，pp.134-142（1999）
16) 日本緩和医療学会がん疼痛治療ガイドライン作成委員会 編：がん疼痛治療ガイドライン，pp.15-16，真興交易（株）医書出版部（2000）
17) 川村佐和子 監修：在宅療養支援のための医療処置管理看護プロトコール，日本看護協会出版会（2004）

5 章
1) 年金バリアフリー住宅ハンドブック編集委員 編：年金バリアフリー住宅ハンドブック，（社）全国年金住宅融資法人協会（1996）
2) 年金福祉事業団 監修：年金バリアフリー住宅設計マニュアルとその解説 改良住宅編，（社）全国年金住宅融資法人協会（1996）
3) 建設省住宅局住宅整備課 監修：長寿社会対応住宅設計マニュアル―戸建住宅編 ―，（財）高齢者住宅財団（1995）
4) 仙台市健康福祉局・都市整備局 編：ひとにやさしい住まいづくり― 豊齢化社会対応住宅設計の手引き ―，仙台市健康福祉局・都市整備局

索　　　　引

【あ】

悪性関節リウマチ　100
アクティビティ教室　10
アスピリン　109
アセスメント　13
アルツハイマー型痴呆　94
アルツハイマー型老人痴呆　94

【い】

溢流性尿失禁　68
イレオストミー　70
インコンチネンス　67
インフォームドコンセント　51
インフルエンザ　28

【う】

動きの感覚　46
ウロストミー　70

【お】

オストメイト　71
オーラルケア　87
オリエンテーション　50

【か】

外因感染　27
介護支援専門員　1, 14
介護タクシー　10
介護度　116
介護保険施設　2
介護量　116
介護利用型軽費老人ホーム　15
介護療養型医療施設　44
介護力　43
介護力強化病院　2
介護老人福祉施設　15
介護老人保健施設　2, 15, 44
外出サービス支援事業　9
外出支援サービス事業　10
疥癬　31
疥癬虫　31
拡散　64
家族会　101

家族看護学　41
家族の会　97
カフ付きカニューレ　91
カフなしカニューレ　91
紙おむつ　68
過用症候群　36
患者会　101
感　染　27
完全埋込み式カテーテル　83
完全静脈栄養法　83

【き】

気管カニューレ　91
気管支喘息　55
気管切開　90
気管内吸引　89
キネステティク　46
吸　引　86
吸着型　56
吸着分離方式　56
強オピオイド鎮痛薬　109
共同作業所　22
居宅介護支援サービス　16, 17
居宅介護支援事業者　44
居宅介護等事業　24
居宅サービス事業　44
筋萎縮性側索硬化症　98, 100

【く】

クリップ　72
グループホーム　22, 97
車椅子　10
クロイツフェルトヤコブ病　100

【け】

ケアコーディネーション　94
ケアネットワーク　45
ケアプラン　12, 14
ケアプランナー　14
ケアマネジメント　12
ケアマネジャー　1, 14
携帯用酸素ボンベ　56
限外濾過　65
健康寿命　15

健康診断情報システム　26

【こ】

高カロリー輸液　82
口腔・鼻腔吸引　87
口腔ケア　29
後縦靱帯骨化症　100
更生施設　23, 24
高炭酸ガス血症　61
公的介護保険制度　15
広範脊柱管狭窄症　100
高齢者ケアマネジメント　12
高齢者生活福祉センター　15
高齢者痴呆介護研究センター　96
誤嚥性肺炎　29
呼吸器感染症　61
コデイン　109
誤用症候群　36
ゴールドプラン21　15, 97
コロストミー　70
コンチネンス　67
コンチネンスケア　67

【さ】

在宅ケア支援ネットワーク　44
在宅酸素療法　55
在宅人工呼吸療法　90
在宅中心静脈栄養法　83
酸素濃縮器　56

【し】

支援費制度　24
自助グループ　97
施設介護支援サービス　16, 17
失　禁　67
指定介護療養型医療施設　2
指定介護老人福祉施設　2, 44
児童相談所　18
児童福祉施設　18
児童福祉法　18
シャイ・ドレーガー症候群　100
社会的入院　115
弱オピオイド鎮痛薬　109
住宅改造費補助　23

住宅整備資金貸付	23	**【せ】**		通園施設	23
重度障害者入浴サービス	21	生活自立	36	通所介護	3, 15
重度痴呆患者デイケア	96	生活の質	111	通所リハビリテーション	19
授産施設	22	精神科訪問看護	22	**【て】**	
手話通訳事業	19	精神障害者援護寮	23	デイケア	19
準寝たきり	36	精神障害者共同作業所	22	デイサービス	3, 21
障害児・者通所介護	21	精神障害者グループホーム	22	デイサービス事業	24
障害児・者訪問介護	21	精神障害者デイケア・ナイト		低酸素血症	60
障害者基本法	18	ケア	21	テープ付紙おむつ	68
障害者ケアガイドライン	19	精神障害者保健福祉手帳	21	電子カルテ	2, 26
障害者ケアマネジメント	19	精神薄弱者福祉法	18	転倒	32
障害者ケアマネジメント		精神保健福祉法	18	転倒後症候群	32
従事者研修	19	精神保健法	18	電動スクーター	10
障害者ケアマネジメント		脊髄小脳変性症	100	転倒予防教室	10
推進協議会	19	切迫性尿失禁	68	**【と】**	
障害者ケアマネジメント		洗浄法	87	疼痛管理	107
体制支援事業	19	**【そ】**		疼痛コントロール	108
障害者職業センター	23	創傷感染症	30	特定施設入所者生活介護	44
障害者対策に関する新長期計画	18	創傷ケア	80	特定疾患治療研究事業	98
障害者通勤寮	23	臓側腹膜	64	特別養護老人ホーム	2
障害者福祉ホーム	23	相談調整・介護サービス計画	44	閉じこもり	38
障害者プラン〜ノーマライゼーション7カ年戦略	18	ソーシャルクラブ	21	ドレッシング方法	79
消化器感染症	30	**【た】**		**【な】**	
消化器系ストーマ	70	体圧分散寝具	77	内因感染	27
食事行為	7	体位ドレナージ	87	難病	98
食事用自助具・機器	7	対外式カテーテル	83	難病医療費支援制度	100
褥瘡	76	タッピング	87	難病相談・支援センター	100
ショートスティ	21	ターミナルケア	102	**【に】**	
新障害者基本計画	19	短期入所	15	二次的障害	35
心身障害者対策基本法	18	短期入所事業	21, 24	日常生活関連動作訓練	10
身体介護中心型	10	短期入所療養介護	45	日本オストミー協会	76
身体障害者更生援護施設	18	段差	114	入所施設	23
身体障害者生活訓練	19	**【ち】**		尿器	69
身体障害者手帳	20, 24	知的障害児施設	18	尿失禁	68
身体障害者福祉法	18	知的障害者地域生活援助事業	22, 24	尿路感染症	30
身体障害者療護施設	23	知的障害者デイサービス事業	19	尿路系ストーマ	70
【す】		知的障害者福祉法	19	**【ぬ】**	
スーパーホスピタル構想	26	痴呆介護教室	10	布おむつ	68
スキンケア	74, 78	痴呆性老人グループホーム	44	**【ね】**	
ストーマ	69	痴呆対応型共同生活介護	15, 44, 97	寝かせきり	38
ストーマ合併症	75	中間施設	2	寝たきり	36
ストーマケア	71	中心静脈栄養法	82, 83	寝たきり度	36
ストーマケア装具	72	中心静脈カテーテル	82, 83	粘膜保護法	87
ストーマリハビリテーション学会	76	**【つ】**			
ストレッチャー装着ワゴン車	10	通院患者リハビリテーション事業	18		
住まいのバリアフリー	119				

【の】

脳血管障害	37
脳血管性痴呆	94
ノルウェー疥癬	31

【は】

肺炎	30
肺気腫	55
肺結核後遺症	55
敗血症	30
配食サービス	5
肺線維症	55
廃用症候群	36
廃用性症候群	35
パウチ類	72
パーキンソン病	100
歯磨き	29
バリアフリーカルテ	118
バリアフリー住宅	121
パンツ型紙おむつ	68

【ひ】

非オピオイド鎮痛薬	109
皮下トンネル式カテーテル	83
ヒゼンダニ	31
被囊性腹膜硬化症	67
皮膚保護剤	72
びまん性汎細気管支炎	55
ヒューバー針	83
ひょうたん型紙おむつ	68
平型おむつ	68

【ふ】

腹圧性尿失禁	68
腹腔	64
腹膜	64
腹膜腔	64
ブラッシング法	87

【へ】

壁側腹膜	64

【ほ】

包括的指示	110
訪問介護	15
訪問看護	15, 22
訪問リハビリテーション	19
ポータブルトイレ	69
ホームヘルプ	21
保健福祉手帳制度	18
補装具	22

【ま】

膜型	56
膜分離方式	56
窓付きカニューレ	91
慢性気管支炎	55

【め】

メチシリン耐性黄色ブドウ球菌	30
盲導犬訓練施設	19

【も】

モニタリング	13
モルヒネ	109

【ゆ】

有訴者	7
有料老人ホーム・ケアハウス	44
輸液ポンプ	85
ユカ坐	114
ユニバーサルデザイン	117
ユニバーサルデザインフード	6

【よ】

要介護度	37

【り】

リフト付車両	10
療育手帳	20, 24
療養型病床群	2, 96

【れ】

レスパイトサービス	44
連続携行式腹膜透析	64

【ろ】

老人性痴呆疾患センター	96
老人性痴呆疾患治療病棟	96
老人性痴呆疾患療養病棟	2, 96
老人保健施設	2
老人保健法	15

CAPD	64
DVTS	25
EPS	67
ETナース	76
HMV	90
HOT	55
HPN	83
IVH	82
JOA	76
MRSA	30
MRSA感染症	30
QOL	19, 111
TPN	83
WHO三段階除痛ラダー	109
WOC認定看護師	76

―― 編著者略歴 ――

1973年　聖路加看護大学衛生看護学部衛生看護学科卒業
　　　　（保健婦・助産婦・看護婦資格取得）
同　年　（株）三井銀行人事部健康開発センター保健婦
1975年　（財）ライフプランニングセンター保健管理部保健婦
1980年　日本スクイブ（株）（現ブリストルマイヤーズ・スクイブ（株））勤務
　　　　（1997年まで）
1981年　クリーブランドクリニックETスクール修了
1997年　宮城大学教授
1998年　宮城大学看護学部看護学科長（2000年まで）
2000年　宮城大学看護学部長（2003年まで）
2001年　宮城大学大学院教授
2005年　宮城大学大学院看護学研究科長
同　年　宮城大学副学長（看護学研究科長兼任）
　　　　現在に至る

ブリストルマイヤーズ・スクイブ（株）コンバテック事業部学術部 ET として
ストーマケア，Moist Wound healing 理論に基づく褥瘡管理など，褥瘡ケアに
新しい知識・技術を臨床ナースに積極的に提供する機会をつくった。
東京医科歯科大学医学部非常勤講師，山形大学医学部非常勤講師，日本褥瘡学
会理事，日本ストーマリハビリテーション学会評議員。

在宅療養のQOLとサポートシステム
QOL and Support Systems for Home Care Patients

© Keiko Tokunaga　2006

2006 年 5 月 25 日　初版第 1 刷発行

検印省略	編 著 者	徳　永　恵　子
	発 行 者	株式会社　コロナ社
		代 表 者　牛 来 辰 巳
	印 刷 所	三 美 印 刷 株 式 会 社

112-0011　東京都文京区千石 4-46-10

発行所　株式会社　コ ロ ナ 社
CORONA PUBLISHING CO., LTD.
Tokyo　Japan

振替 00140-8-14844・電話(03)3941-3131(代)

ホームページ http://www.coronasha.co.jp

ISBN 4-339-07273-7　　　（金）　　（製本：愛千製本所）
Printed in Japan

無断複写・転載を禁ずる
落丁・乱丁本はお取替えいたします

ヒューマンサイエンスシリーズ

（各巻B6判）

■監　　修　早稲田大学人間総合研究センター

				頁	定価
1.	性を司る脳とホルモン	山内　兄人 新井　康允	編著	228	1785円
2.	定年のライフスタイル	浜口　晴彦 嵯峨座晴夫	編著	218	1785円
3.	変容する人生 ―ライフコースにおける出会いと別れ―	大久保　孝治	編著	190	1575円
4.	母性と父性の人間科学	根ヶ山　光一	編著	230	1785円
5.	ニューロシグナリングから知識工学への展開	吉岡　亨 市川　一寿 堀江　秀典	編著	160	1470円
6.	エイジングと公共性	渋谷　望 谷閑　厚樹	編著	230	1890円
7.	エイジングと日常生活	高木　知和 田戸　功	編著	184	1575円
8.	女と男の人間科学	山内　兄人	編著	222	1785円
9.	人工臓器で幸せですか？	梅津　光生	編著	158	1575円

以下続刊

バイオエシックス　木村　利人編著　　**現代に生かす養生学**　石井　康智編著

高度技術と社会福祉　野呂　影勇編著

定価は本体価格＋税5％です。
定価は変更されることがありますのでご了承下さい。

図書目録進呈◆

ライブラリー生活の科学

(各巻A5判)

■企画・編集委員長　中根芳一
■企画・編集委員　石川　實・岸本幸臣・中島利誠

	配本順			頁	定価
1.	(6回)	生活の科学	中根　芳一編著	256	2625円
2.	(3回)	人と環境	中根　芳一編著	212	2310円
3.	(7回)	生活と家族	石川　實／岸本　幸臣編著	220	2520円
4.	(4回)	生活と健康	中島　利誠編著	222	2415円
5.		生活と消費	清水　哲郎編著		
6.	(8回)	生活のための福祉	岸本　幸臣編	206	2310円
7.	(5回)	生活と技術	中島　利誠編著	252	2625円
8.	(2回)	生活と住まい	中根　芳一編著	256	2625円
9.	(1回)	生活と文化 ―生活文化論へのいざない―	鍵和田　務編著	232	2625円
10.		生活と教育	岸本　幸臣編		

定価は本体価格+税5％です。
定価は変更されることがありますのでご了承下さい。

図書目録進呈◆

コロナ社創立80周年記念出版
〔創立1927年〕

内容見本進呈

再生医療の基礎シリーズ
―生医学と工学の接点―

（各巻B5判）

■編集幹事　赤池敏宏・浅島　誠
■編集委員　関口清俊・田畑泰彦・仲野　徹

> 再生医療という前人未踏の学際領域を発展させるためには，いろいろな学問の体系的交流が必要である。こうした背景から，本シリーズは生医学（生物学・医学）と工学の接点を追求し，生医学側から工学側へ語りかけ，そして工学側から生医学側への語りかけを行うことが再生医療の堅実なる発展に寄付すると考え，コロナ社創立80周年記念出版として企画された。

シリーズ構成

配本順		編著者	頁	定価
1.（2回）	再生医療のための **発生生物学**	浅島　誠編著	280	4515円
2.	再生医療のための **細胞生物学**	関口清俊編著		
3.（1回）	再生医療のための **分子生物学**	仲野　徹編	270	4200円
4.	再生医療のための **バイオエンジニアリング**	赤池敏宏編著		
5.（3回）	再生医療のための **バイオマテリアル**	田畑泰彦編著		近刊

定価は本体価格+税5％です。
定価は変更されることがありますのでご了承下さい。

図書目録進呈◆

ME教科書シリーズ

(各巻B5判)

■(社)日本生体医工学会編
■編纂委員長　佐藤俊輔
■編纂委員　稲田　紘・金井　寛・神谷　瞭・北畠　顕・楠岡英雄
　　　　　　戸川達男・鳥脇純一郎・野瀬善明・半田康延

配本順		タイトル	著者	頁	定価
A-1	(2回)	生体用センサと計測装置	山越・戸川共著	256	4200円
A-2	(16回)	生体信号処理の基礎	佐藤・吉川・木竜共著	216	3570円
B-1	(3回)	心臓力学とエナジェティクス	菅・高木・後藤・砂川編著	216	3675円
B-2	(4回)	呼吸と代謝	小野功一著	134	2415円
B-3	(10回)	冠循環のバイオメカニクス	梶谷文彦編著	222	3780円
B-4	(11回)	身体運動のバイオメカニクス	石田・廣川・宮崎・阿江・林共著	218	3570円
B-5	(12回)	心不全のバイオメカニクス	北畠・堀編著	184	3045円
B-6	(13回)	生体細胞・組織のリモデリングのバイオメカニクス	林・安達・宮崎共著	210	3675円
B-7	(14回)	血液のレオロジーと血流	菅原・前田共著	150	2625円
B-8	(20回)	循環系のバイオメカニクス	神谷瞭編著	204	3675円
C-1	(7回)	生体リズムの動的モデルとその解析 ―MEと非線形力学系―	川上博編著	170	2835円
C-2	(17回)	感覚情報処理	安井湘三編著	144	2520円
C-3	(18回)	生体リズムとゆらぎ ―モデルが明らかにするもの―	中尾・山本共著	180	3150円
D-1	(6回)	核医学イメージング	楠岡・西村監修 藤林・田口・天野共著	182	2940円
D-2	(8回)	X線イメージング	飯沼・舘野編著	244	3990円
D-3	(9回)	超音波	千原國宏著	174	2835円
D-4	(19回)	画像情報処理(I) ―解析・認識編―	鳥脇純一郎編著 長谷川・清水・平野共著	150	2730円
E-1	(1回)	バイオマテリアル	中林・石原・岩崎共著	192	3045円
E-3	(15回)	人工臓器(II) ―代謝系人工臓器―	酒井清孝編著	200	3360円
F-1	(5回)	生体計測の機器とシステム	岡田正彦編著	238	3990円

以下続刊

A	生体電気計測	山本尚武編著	
A	生体光計測	清水孝一著	
C	脳磁気とME	上野照剛編著	
D-6	MRI・MRS	松田・楠岡編著	
E	治療工学(I)	橋本・篠原編著	
E	人工臓器(I) ―呼吸・循環系の人工臓器―	井街・仁田編著	
E	細胞・組織工学と遺伝子	松田武久著	
F	臨床工学(CE)とME機器・システムの安全	渡辺敏編著	
F	福祉工学	土肥健純編著	
A	生体用マイクロセンサ	江刺正喜編著	
B	肺のバイオメカニクス ―特に呼吸調節の視点から―	川上・西村編著	
D-5	画像情報処理(II) ―表示・グラフィックス編―	鳥脇純一郎編著	
E	電子的神経・筋制御と治療	半田康延編著	
E	治療工学(II)	菊地眞編著	
E	生体物性	金井寛著	
F	地域保険・医療・福祉情報システム	稲田紘編著	
F	医学・医療における情報処理とその技術	田中博著	
F	病院情報システム	石原謙編著	

定価は本体価格+税5%です。
定価は変更されることがありますのでご了承下さい。

図書目録進呈◆

ヘルスプロフェッショナルのための テクニカルサポートシリーズ

(各巻B5判)

■編集委員長　星宮　望
■編集委員　　髙橋　誠・徳永恵子

配本順				頁	定価
1.		ナチュラルサイエンス (CD-ROM付)	髙橋　誠 但野　茂 和田龍彦 有田清三郎 共著		
2.		情報機器学	髙橋　誠 永田　啓 共著		
3.	(3回)	在宅療養のQOLとサポートシステム	徳永恵子編著	164	2730円
4.	(1回)	医用機器Ⅰ	田村俊世 山越憲一 共著 村上　肇	176	2835円
5.	(2回)	医用機器Ⅱ	山形　仁編著	176	2835円

臨床工学シリーズ

(各巻A5判)

■監　修　　(社)日本生体医工学会
■編集委員代表　金井　寛
■編集委員　　伊藤寛志・太田和夫・小野哲章・斎藤正男・都築正和

配本順				頁	定価
1.	(10回)	医学概論(改訂版)	江部　充他著	220	2940円
2.	(3回)	基礎医学Ⅰ	伊藤寛志他著	228	2940円
5.	(1回)	応用数学	西村千秋著	238	2835円
7.	(6回)	情報工学	鈴木良次他著	268	3360円
8.	(2回)	医用電気工学	金井　寛他著	254	2940円
9.	(11回)	改訂 医用電子工学	松尾正之他著	288	3465円
12.	(12回)	医用材料工学	堀内　孝 村林　俊 共著	192	2625円
19.	(8回)	臨床医学総論Ⅱ	鎌田武信他著	200	2520円
20.	(9回)	電気・電子工学実習	南谷晴之著	180	2520円

以下続刊

4. 基礎医学Ⅲ	玉置憲一他著	6. 医用工学概論	
10. 生体物性	多氣昌生他著	11. 医用機械工学	馬渕清資著
13. 生体計測学	小野哲章他著	14. 医用機器学概論	小野哲章他著
15. 生体機能代行装置学Ⅰ	都築正和他著	16. 生体機能代行装置学Ⅱ	太田和夫他著
17. 医用治療機器学	斎藤正男他著	18. 臨床医学総論Ⅰ	岡島光治他著
21. システム・情報処理実習	佐藤俊輔他著	22. 医用機器安全管理学	小野哲章他著

定価は本体価格+税5%です。
定価は変更されることがありますのでご了承下さい。

◆図書目録進呈◆